U1071346

西部眼科联盟临床病例丛书

眼科临床典型病例荟萃

主编　王伟伟　王怀洲　刘建荣

科学技术文献出版社
SCIENTIFIC AND TECHNICAL DOCUMENTATION PRESS
·北京·

图书在版编目（CIP）数据

眼科临床典型病例荟萃/王伟伟，王怀洲，刘建荣主编．—北京：科学技术文献出版社，2018.10

ISBN 978-7-5189-4881-9

Ⅰ.①眼… Ⅱ.①王… ②王… ③刘… Ⅲ.①眼病—病案—汇编 Ⅳ.①R77

中国版本图书馆 CIP 数据核字（2018）第 237026 号

眼科临床典型病例荟萃

策划编辑：张　微　　责任编辑：张　微　　责任校对：文　浩　　责任出版：张志平

出 版 者　科学技术文献出版社
地　　址　北京市复兴路 15 号　邮编　100038
编 务 部　（010）58882938，58882087（传真）
发 行 部　（010）58882868，58882870（传真）
邮 购 部　（010）58882873
官方网址　www.stdp.com.cn
发 行 者　科学技术文献出版社发行　全国各地新华书店经销
印 刷 者　石家庄文义印刷有限公司
版　　次　2018 年 10 月第 1 版　2018 年 10 月第 1 次印刷
开　　本　787×1092　1/16
字　　数　204 千
印　　张　12.5
书　　号　ISBN 978-7-5189-4881-9
定　　价　138.00 元

版权所有　违法必究

购买本社图书，凡字迹不清、缺页、倒页、脱页者，本社发行部负责调换

《眼科临床典型病例荟萃》
编委会

顾　问

杨新光　王从毅　雷春灵　刘建国

主　编

王伟伟　西安市第四医院
　　　　陕西省眼科医院
　　　　西安交通大学附属广仁医院
王怀洲　首都医科大学附属北京同仁医院
刘建荣　西安市第四医院
　　　　陕西省眼科医院
　　　　西安交通大学附属广仁医院

编　者

付　晶　首都医科大学附属北京同仁医院
王　毅　北京大学人民医院
王怀洲　首都医科大学附属北京同仁医院
王伟伟　西安市第四医院
　　　　陕西省眼科医院
　　　　西安交通大学附属广仁医院
刘建荣　西安市第四医院
　　　　陕西省眼科医院
　　　　西安交通大学附属广仁医院

郑　波　西安市第四医院
陕西省眼科医院
西安交通大学附属广仁医院
毕春潮　西安市第四医院
陕西省眼科医院
西安交通大学附属广仁医院
雷晓琴　西安市第四医院
陕西省眼科医院
西安交通大学附属广仁医院
李　颖　西安市第四医院
陕西省眼科医院
西安交通大学附属广仁医院
屈超义　西安市第四医院
陕西省眼科医院
西安交通大学附属广仁医院
赵国宏　首都医科大学附属北京同仁医院
邵　娟　西安市第四医院
陕西省眼科医院
西安交通大学附属广仁医院
肖津安　西安市第四医院
陕西省眼科医院
西安交通大学附属广仁医院
李兴育　西安市第四医院
陕西省眼科医院
西安交通大学附属广仁医院
洪　洁　首都医科大学附属北京同仁医院
周金琼　首都医科大学附属北京同仁医院
姜　媛　西安市第四医院
陕西省眼科医院
西安交通大学附属广仁医院

高　鸽　西安市第四医院
陕西省眼科医院
西安交通大学附属广仁医院
尹铁梅　西安市第四医院
陕西省眼科医院
西安交通大学附属广仁医院
戴鹏飞　西安市第四医院
陕西省眼科医院
西安交通大学附属广仁医院
王玉倩　西安市第四医院
陕西省眼科医院
西安交通大学附属广仁医院
施叶雯　西安市第四医院
陕西省眼科医院
西安交通大学附属广仁医院
周云云　西安市第四医院
陕西省眼科医院
西安交通大学附属广仁医院
袁　方　西电集团医院

西部眼科联盟

不忘初心 共攀眼科疾病诊疗高峰

牢记使命 同筑四院眼科光明未来

西安市第四医院

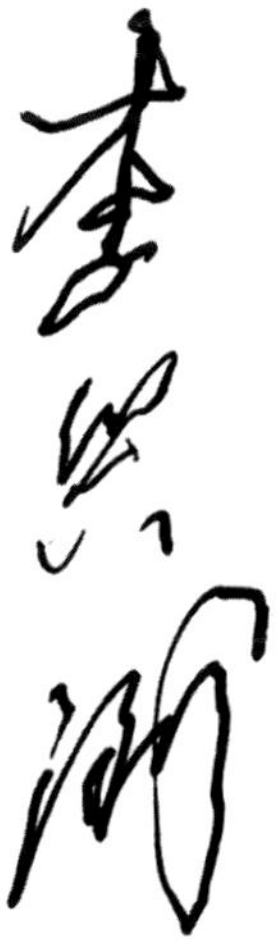

序 一

应本书主编之一王伟伟医师之邀，我很高兴为她和王怀洲、刘建荣医师共同主编的《眼科临床典型病例荟萃》一书作序。

眼健康是全民健康的重要组成部分。眼科疾病是常见的疾病，病因繁多，表现各异，如果不能及时诊断和合理处理，就有可能会导致盲或视觉损伤的严重后果。因此防治各种眼病，特别是致盲性眼病，越来越得到社会各界的广泛重视。虽然眼科学的发展已经为我们提供和积累了处理眼病的丰富知识和许多合理的手段，但是眼科临床仍是一个“活跃”的战场，眼科医师需要从患者的陈述和表现中，结合临床和实验室的各种检查结果，进行符合逻辑的推理和精确的判断，才能做出准确的诊断和合理治疗。眼科医师除了做好繁重的临床工作外，还应当及时收集疑难病例，进行认真思索和归纳总结，以便获得更多的经验和理性的提高。医学需要循证医学，借助于各种临床试验，获得有价值的证据，以便提高临床诊治的水平。但是医学又是经验的结晶，在临床上细致地观察病例，认真地分析和总结，不但可以使我们获得宝贵的经验，还可以作为开展临床试验的起点。汇集的疑难病例报告不但可以作为眼科医师的参考，而且可以作为临床教学和临床病例讨论的素材，因此收集眼科临床中典型病例，系统地总结和汇集成书是一件非常有意义的工作。

本书的编者是一批活跃在眼科临床一线的中青年医师。王伟伟曾作为博士研究生在我这里学习过，获得了北京协和医学院的博士学位。他们充满着

“让人人享有看见权利”的崇高理想和积极向上的蓬勃朝气，积极主动地学习和工作，细心地收集了一批疑难病例。虽然本书略显稚嫩，但收录的病例仍有重要的价值，可以作为眼科中青年眼科医师和初入眼科学习的医师参考用书。

我祝贺本书的出版。

赵家良

2018 年 7 月 30 日

序 二

《眼科临床典型病例荟萃》一书由王伟伟博士与西安市第四医院眼科团队等共同编写，他们通过31个眼科常见的典型病例，逐一进行详细分析，提出鉴别诊断要点，最后得出正确诊断，并给予规范化治疗的建议。这是一个由实践到理论，再由理论到实践的过程。尽管当今的医疗技术日新月异，为临床工作提供了重要的辅助检查依据。但是临床医师正确地、科学地分析，综合准确的判断思维和眼的“穿透力”在临床诊断中仍是至关重要的。因此，《眼科临床典型病例荟萃》一书为临床诊疗提供了具有价值的重要参考。

尤其可喜的是本书编委会中拥有不少年轻医师，这正是我国眼科界未来的希望。

纵览全书，图文并茂，内容丰富，资料翔实，科学实用，为眼科及广大基层医疗机构（包括县级医院、乡镇医院以及社区医疗服务中心）的临床医生，也包括广大研究生、进修生、医学院校学生等，可作为其工作和学习的工具书及辅助参考资料。为此，我谨向全国的眼科医师推荐本书。

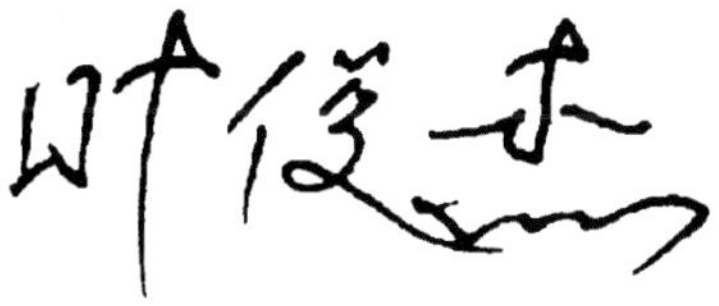

北京协和医院

2018年7月26日

前　言

随着现代医学的迅速发展、先进的检查设备不断的应用于临床，大大提高了医师的诊断和治疗水平。对于眼科医生，尤其是年轻的眼科医生而言，如何能对各种眼病进行合理的诊断和恰当的处理十分重要。实践是检验真理的标准，时间也是我们最好的老师。如何让眼科医师快速、系统地掌握相关专业疾病诊疗，成为一个亟待解决的问题。

对于临床医生而言，典型病例可以直观的再现临床实际问题，展现一种疾病的发生、发展和转归过程，可以提高眼科医师对疾病诊疗过程的认识水平。因此，我们在临床工作中收集了一些典型病例，并做了一些分析总结，结合目前研究及文献的观点，展开讨论，希望能帮助到有需要的医师。

本书共入选了 31 个眼科典型病例，每个病例包括了病例简介、诊断、治疗及病例分析的内容，目的是通过病例引出问题，再结合文献讨论，方便大家能够初步了解某个疾病的诊治思路。

本书读者为眼科相关科室及广大基层医疗机构（包括县级医院、乡镇医院以及社区医疗服务中心）的临床医生；也包括广大研究生、进修生、医学院校学生等，可作为其工作和学习的工具书及辅助参考资料。

本书编写过程中，得到了多位同道的支持和关怀，他们在繁忙的医疗、教学和科研工作之余参与撰写，在此表示衷心的感谢。同时也衷心感谢在百忙之中为本书作序的赵家良、叶俊杰教授，以及国家自然科学基金青年项目（81500719）对本书出版的资助。

由于时间仓促，专业水平有限，书中难免存在不妥之处，敬请广大读者和同道批评指正。

2018 年 7 月

目　录

病例1　动眼神经麻痹

一、病例简介

患者，女，18岁，以“车祸伤后左眼外斜1年”来我院门诊就诊。

现病史：患者1年前车祸伤后昏迷，颅内多发损伤，经神经外科治疗后全身状况逐渐稳定。清醒后即出现左眼外斜，眼球运动受限等症状。为求进一步诊治就诊于我院眼科。

既往史、个人史及家族史均无特殊。

眼部检查：视力：右眼0.9，左眼0.8。第一眼位：右眼注视，左眼 $-45°$，左眼不能正位注视（内转不可到中线）。角膜映光检查：右眼注视，左眼大于 $-45°$（$-140^{\triangle}$）。双侧眼睑位于角膜上缘下1.5mm，双侧对称。眼球运动：右眼眼球运动各方向正常，左眼外转正常，内转及下转不能、上转轻受限（病例1图1）。左眼被动牵拉试验：各方向无限制。双眼角膜清亮，Kp（-），前房中深，Tyn（-），瞳孔等大等圆，直接及间接对光反射（+），晶状体透明，眼底未见异常。

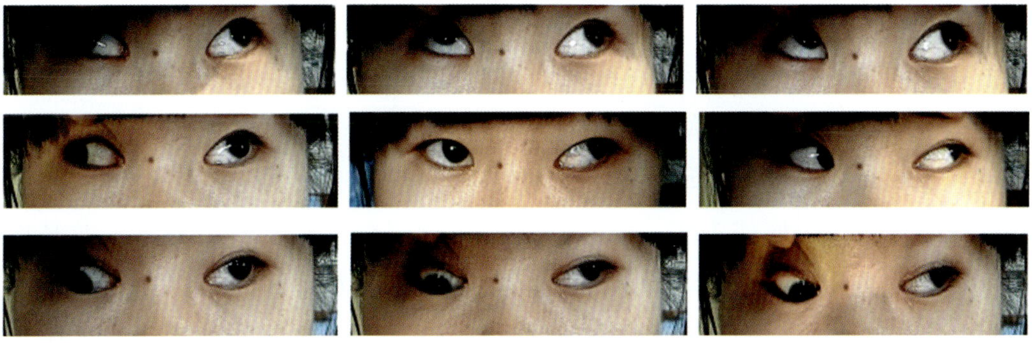

病例1图1　患者的九眼位

二、诊断

左眼动眼神经不全麻痹。

诊断思路：根据患者的临床体征：左眼外斜、左眼眼球内转、上转、下转有不同程度受限，被动牵拉试验各个方向均无限制可以诊断左眼动眼神经麻痹，患者的左眼无上睑下垂、瞳孔无散大，因此考虑为左眼动眼神经不全麻痹。根据患者的车祸外伤史可以明确左眼动眼神经麻痹的病因是外伤所致。

三、治疗

患者车祸伤治疗稳定后，眼球偏斜情况稳定3～6个月，可通过斜视手术改善外观。完善术前检查及准备后，全麻下行左眼外直肌后退联合内直肌眶缘骨膜固定术。术后第一眼位基本正位，左眼内转、下转不能，上转、外转受限。

四、病例分析

动眼神经麻痹一般出现上睑下垂、外斜视、眼球运动受限、瞳孔散大、直接间接对光反射减弱或消失、复视、眶周疼痛等症状及体征。

动眼神经麻痹分为先天性和后天性，后天性动眼神经麻痹常见的病因包括颅内动脉瘤、糖尿病、颅内肿瘤、炎症、外伤等，其他少见原因有偏头痛、多发性硬化、痛性眼肌麻痹、吉兰－巴雷综合征及部分原因不明等[1]。由于动眼神经走行较长，容易受到颅内眶内病变的影响，临床表现也不尽相同[2～4]。下面按照动眼神经麻痹的常见病因进行分析。

1. 动脉瘤　动眼神经在出中脑时，行走于大脑后动脉与小脑上动脉之间，其后与后交通动脉伴行。当瘤体压迫或出血时，损伤该侧动眼神经时，出现动眼神经麻痹。动脉瘤引起的动眼神经麻痹多表现为完全性麻痹，原因是支配瞳孔括约肌的纤维位于动眼神经的背内侧浅层。而动脉瘤中以颈内动脉－后交通动脉瘤常见，且绝大多数是向外、向后或向下生长。当瘤体本身或破裂出血压迫该部位时，出现动眼神经麻痹，并累及瞳孔括约肌，出现完全性麻痹，可伴有患侧眼痛或头痛。当患者出现一侧完全性动眼神经麻痹，尤其伴有头痛病史或同时被诊断为蛛网膜下隙出血时，应及早行全脑数字减影血管造影（digital subtraction angiography，DSA）检查，进一步明确是否存在动脉瘤。

2. 糖尿病　糖尿病性动眼神经麻痹也是常见原因之一，疼痛、突然复视是常见临床表现。其发病机制常认为是由糖代谢紊乱等多种因素共同作用的结果，其中最主要机制是糖尿病微血管病变，使其供血的颅神经营养不良致脱髓鞘，但与血糖控制没有一致性关系，与糖尿病的严重及病程无关，而且常常缺乏糖尿病的典型症状[5]。病理解剖证实，糖尿病性微血管病变主要累及神经的中央部分，支配瞳孔运动的纤维行走于动眼神经上方周边部，故缺血对其造成影响较轻，常表现为不完全性麻痹。因头痛，复视也可见于动脉瘤，故瞳孔是否累及是与动脉瘤引起的动眼神经麻痹的鉴别要点之一。

3. 颅内肿瘤　是动眼神经麻痹一个不容忽视的重要原因，常可以首发或先后于其他脑神经受损。对反复出现动眼神经麻痹，且原因不明确时，应加以动态观察，警惕颅内肿瘤。

4. 炎症　也是引起动眼神经麻痹的一个常见原因，因炎症累及面相对广，动眼神经麻痹往往是某综合征的一个表现。

5. 外伤　因动眼神经在颅内行走长，在头部外伤时也常容易受损，多有明确外伤史诊断不难，也可见于眶内病变。

动眼神经麻痹的治疗应及时明确病因，对原发病进行治疗。同时可以辅助以改善代谢障碍和微循环，改善神经的缺血状态促使神经功能恢复，对于伴有眼眶疼痛或头痛者可用卡马西平或泼尼松。待积极治疗原发病稳定后，对于仍然有斜视复视者，斜视稳定3～6个月，可给予手术治疗恢复眼位。手术治疗眼位偏斜可根据动眼神经麻痹的程度不同采用不同术式。对于内直肌、上直肌、下直肌完全或接近完全麻痹者，可采用与本例患者相同的患眼外直肌后退联合内直肌眶缘骨膜固定术；对于内直肌完全麻痹，上、下直肌还有功能者，可采用患眼外直肌后退联合上、下直肌部分转位术；对于内直肌有一定作用者，也可采用患眼外直肌后退联合内直肌加强术。对于动眼神经麻痹累及提上睑肌，伴有完全性上睑下垂者且上直肌无功能，Bell征阴性者，不建议行斜视矫正术，因为患者无进行上睑下垂矫正手术的机会，即使斜视矫正也不能改善外观。

（洪　洁　付　晶）

参 考 文 献

[1] 杜小鹏,汤亚男,卢燕萍. 动眼神经麻痹病因及特点. 中国实用神经疾病杂志,2008,11(3):71-73

[2] 侯豹可,魏世辉. 95 例单侧动眼神经麻痹的临床研究. 中国实用眼科杂志,2007,25(4):413-415

[3] Kung NH, Van Stavern GP. Isolated Ocular Motor Nerve Palsies. Semin Neurol, 2015, 35(5): 539-548

[4] Tamhankar MA, Biousse V, Ying GS, et al. Isolated third, fourth, and sixth cranial nerve palsies from presumed microvascular versus other causes: a prospective study. Ophthalmology, 2013, 120(11): 2264-2269

[5] Dyck PJ, Kratz KM, Kames JK, et al. The prevalence by staged severity of various types of diabetic neuropathy, retinopathy, and nephropathy in a population-based cohort the Rocheater Diabetic Neuropathy Study. Neurology, 1993, 43: 817-824

病例 2　间歇性外斜视

一、病例简介

患儿，男，4 岁，因"发现右眼向外偏斜 3 年，加重半年"就诊。

现病史：患儿家长 3 年前发现其间断出现右眼向外偏斜，未曾就诊。近半年发现右眼偏斜发作频繁，为进一步诊治，来我院就诊。

既往史、个人史及家族史均无特殊。

眼部检查：裸眼视力：右眼 0.9，左眼 0.8。散瞳验光检查：右眼：-0.50DS→1.0，左眼 -0.50DS/+0.75DC×120°→1.0，眼压：右眼 15mmHg，左眼 16mmHg。双眼角膜透明，Kp(-)，前房深，房闪(-)，虹膜无前后粘连，瞳孔等大等圆，直径 3mm，直接、间接对光反射灵敏，晶状体透明，眼底视盘色淡红，边界清，C/D=0.3，黄斑中心凹反光存在。角膜映光检查：左眼注视，右眼 -15°；右眼注视，左眼 -15°(病例 2 图 1)。三棱镜检查：左眼注视，右眼 $-40^{\triangle}$；右眼注视：左眼 $-40^{\triangle}$。33cm 和 6m 眼位检查相同。主导眼为左眼。眼球运动正常，无 AV 征(病例 2 图 2)。同视机检查：同时视：重合点 -16°，融合功能：无，远立体视：无；近立体视：200 秒。

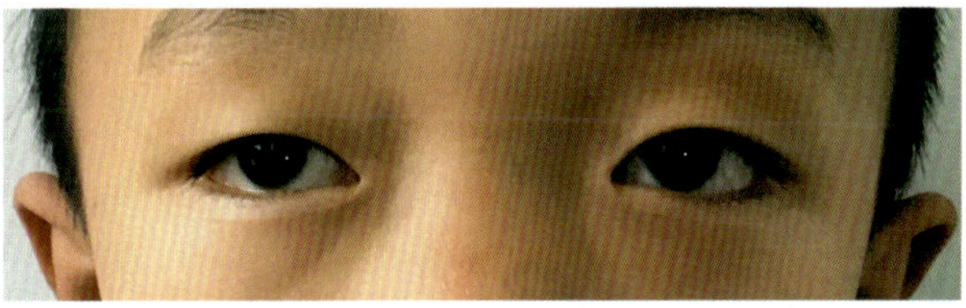

病例 2 图 1　患者注意力不集中时眼部检查

注：患者注意力不集中时出现左眼注视，右眼外斜，约 -15°

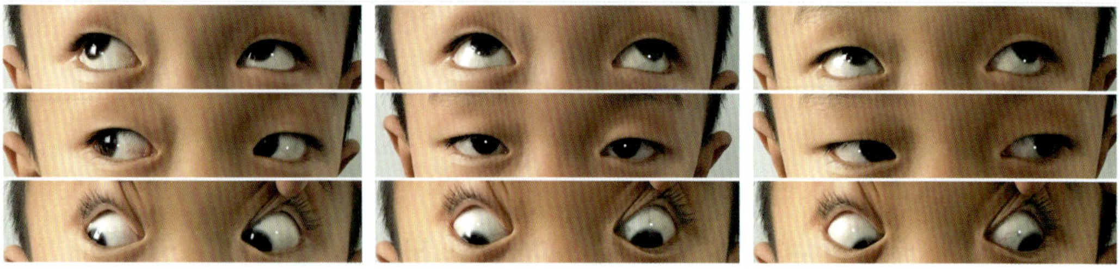

病例 2 图 2　九眼位图

二、诊断

双眼间歇性外斜视。

三、治疗

全麻下行双眼外直肌后退，术中双眼外直肌后退 8mm。术后半年随访眼位正位，同视机检查：同时视：+2°，融合功能：-7°～+16°，远立体视：有，近立体视：60 秒。

四、病例分析

间歇性外斜视是儿童时期常见的斜视亚型，既往文献报道中的间歇性外斜视的发病率在 1%～5%[1～3]，亚洲人群的发病率相对较高。斜视不仅影响外观，也会产生双眼视觉功能损伤。Kevin[4]等在一项研究中对 138 例间歇性外斜视患者随访 20 年，发现大约 4% 的间歇性外斜视患者可以自愈，超过一半的患者在诊断间歇性外斜视后 20 年中斜视角度进展超过 $10^{\triangle}$，同时在随访的 20 年期间，约 3/4 的患者最终选择手术矫正眼位。

由于对间歇性外斜视的自然病史有不同的认识，在间歇性外斜视的手术时机选择中也有两方面的意见，一部分学者主张早期手术，原因为间歇性外斜视的双眼视觉损害是可逆的，在视觉发育未完成期手术，有恢复正常双眼单视和立体视觉的机会；而另一部分学者考虑到在视觉发育未完成期实施手术，如果发生术后过矫，则容易形成单眼注视综合征和发生弱视的风险，因此主张延期手术。Pratt[5]等报道的 100 例前瞻性研究的间歇性外斜视患者的结果显示，4 岁以前手术是手术获得成功的关键因素。但年龄只是手术时机选择中需要考虑的一个因素，对于手术时机的判断，还应该综合斜视角度、眼位控制能力和双眼视觉损害情况等。

长期以来间歇性外斜视的手术时机并没有明确地判定标准，间歇性外斜视患者双眼视觉损害特点为远立体视受损近立体视保存。传统的临床手术时机判断标准为：斜视出现时间占清醒时间一半以上，或者双眼视功能受损，主要是远立体视丧失。近年来纽卡斯特评分标准[6]以及其他基于诊室检查的评分标准侧重于对眼位控制能力的评估，控制能力差或者控制能力下降也越来越多地被应用到手术时机的判断中。本例患者 4 岁，斜视病史 3 年，并且近半年内发作频繁，双眼视觉一、二、三级功能均受损，因此存在眼位控制能力的下降和双眼视觉功能受损，考虑进行手术治疗矫正眼位，以达到双眼正位并恢复一定的双眼视觉功能。

（赵国宏　付　晶）

参考文献

[1] Donnelly UM, Stewart NM, Hollinger M. Prevalence and outcomes of childhood visual disorders. Ophthalmic Epidemiol, 2005, 12(4): 243 - 250

[2] Graham PA. Epidemiology of strabismus. Br J Ophthalmol, 1974, 58(3): 224 - 231

[3] Matsuo T, Matsuo C. The prevalence of strabismus and amblyopia in Japanese elementary school children. Ophthalmic Epidemiol, 2005, 12(1): 31 - 36

[4] Nusz KJ, Mohney BG, Diehl NN. The course of intermittent exotropia in a population - based cohort. Ophthalmology, 2006, 113(7): 1154 - 1158

[5] Pratt - Johnson JA, Barlow JM, Tillson G. Early surgery in intermittent exotropia. Am J Ophthalmol, 1977, 84(5): 689 - 694

[6] Haggerty H, Richardson S, Hrisos S. The Newcastle Control Score: a new method of grading the severity of intermittent distance exotropia. British Journal of Ophthalmology, 2004, 88(2): 233 - 235

病例 3　上斜肌麻痹

一、病例简介

患儿，男，4 岁，因“发现歪头 3 年余”就诊。

现病史：患儿出生后 6 个月时家长发现歪头视物，未曾就诊，未进行治疗。近半年来发现“某些角度眼神不正常”较明显，为进一步诊治，就诊我院。

既往史、个人史及家族史均无特殊。

眼部检查：裸眼视力：右眼 0.9，左眼 0.8。散瞳验光检查：右眼：-0.50DS→1.0，左眼 -0.50DS/ +0.75DC ×120°→1.0，眼压：右眼 13mmHg，左眼 16mmHg。双眼角膜透明，Kp(-)，前房深，房闪(-)，虹膜无前后粘连，瞳孔等大等圆，直径 3mm，直接、间接对光反射灵敏，晶状体透明，眼底视盘色淡红，边界清，C/D =0.3，黄斑中心凹反光存在，左眼底像外旋。面部轻度不对称，右侧面部欠饱满。角膜映光检查：左眼注视：L/R 5°；右眼注视：L/R 5°(病例 3 图 1)。三棱镜检查：左眼注视：L/R 17$^{\triangle}$，右眼注视：L/R 14$^{\triangle}$。歪头试验：左侧阳性(病例 3 图 2)。33cm 和 6m 斜视度数相同。主导眼为右眼。眼球运动左眼内上转亢进 +2，左眼内下转落后 -1(病例 3 图 1)。同视机检查：同时视：重合点 +2°L/R 5°，融合功能：-3° ~ +20°，远立体视：有；近立体视：200 秒。

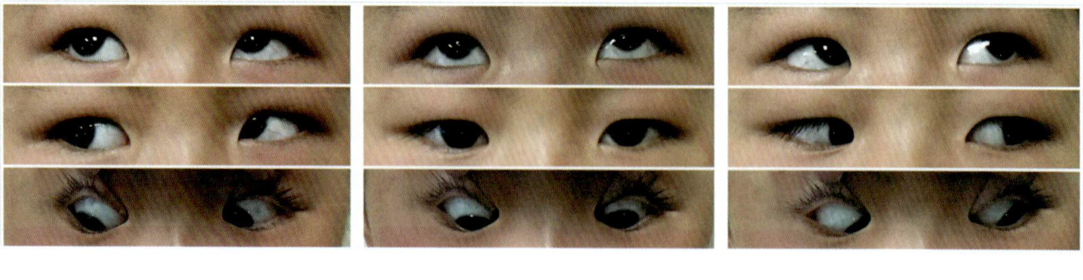

病例 3 图 1　九眼位图

注：第一眼位左眼上斜视，左眼内转时上转，内上转亢进，内下转不足

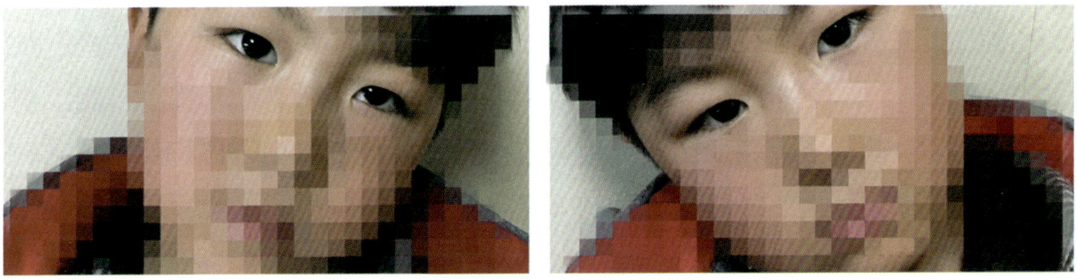

病例 3 图 2　歪头试验

注：头向左肩倾，左眼上斜，头向右肩倾，无明显垂直斜视足

二、诊断

左眼先天性上斜肌麻痹。

三、治疗

全麻下行左眼下斜肌后退，术中下斜肌后退至下直肌颞侧止端外 2mm、下直肌颞侧止端后 4mm。术后半年随访眼位正位，代偿头位消失，面部仍轻度不对称。同视机检查：同时视：重合点 0°L/R1°，融合功能：－3° ~ ＋22°，远立体视：有；近立体视：100 秒。

四、病例分析

上斜肌麻痹是临床最常见的麻痹性斜视，其中双眼上斜肌麻痹约占 30%。上斜肌麻痹可分为先天性上斜肌麻痹及后天性上斜肌麻痹，后天性病因主要为外伤、炎症、感染、血管畸形等。单眼上斜肌麻痹的主要临床体征包括：患眼上斜视、外旋斜视，眼底检查可发现麻痹眼外旋，患眼内下转时落后、内上转时亢进及典型的代偿头位——向患侧歪头。而双眼上斜肌麻痹诊断复杂，容易误诊为单眼上斜肌麻痹，诊断主要依据：①向左、右侧方注视时，左右眼交替的垂直斜视（内转眼眼位高于外转眼），但第一眼位左右眼的垂直斜视可相互抵消，故较单侧麻痹轻；②头向左右倾斜时双侧 Bielschowsky 头位倾斜试验阳性；③往往伴有 V 型斜视；④双眼斜肌运动异常，包括：双下斜肌功能亢进、上斜肌功能减弱或两者并存；⑤双眼眼底均外旋，可双侧程度不同。

先天性上斜肌麻痹的治疗主要以手术治疗为主，术式的选择根据 Knapp 分型：1 型为最大垂直斜度在上斜肌的直接拮抗肌即同侧眼的下斜肌方向，可行下斜肌减弱术式；2 型最大垂直斜度在麻痹肌上斜肌的作用方向，手术可行上斜肌的折叠，必要时可联合对侧眼下直肌的减弱术；3 型以垂直斜度 25△ 为分界线，≤25△ 可行下斜肌减弱，>25△ 可行下斜肌减弱联合同侧上斜肌折叠。有学者认为上斜肌折叠术是解决先天性上斜肌麻痹中上斜视和旋转斜视的适应证[1]，也有的学者认为在麻痹性斜视下斜肌减弱术后需再次手术时，可采用上斜肌折叠术[2]。但临床中，由于上斜肌折叠术并发症较多，首次手术仍以减轻拮抗肌下斜肌为主。手术对减轻斜视角效果更明显，报道中斜视角减轻至 3△ 以内的患者可达 73% ~94%[3~5]，并且眼位矫正效果持久。虽然手术矫正斜视度效果明显，但仍有一部分患者术后代偿头位和眼位的旋转改善不明显[4,6]。

本例患者有典型的上斜肌麻痹的临床体征，表现为患眼内上转时垂直斜视度最大，垂直斜视角为 15△，因此采用患眼下斜肌减弱术。同时由于长期的代偿头位，产生了面部发育不对称性改变，因此需要尽早手术矫正斜视，消除代偿头位，避免进一步的损害。该患者由于发病早，术前一直存在代偿头位，通过中心或周边融合，产生了超常的运动融合范围克服大角度垂直斜视，所以保持了较好的双眼视觉。该患者术后代偿头位得到改善，而在术后代偿头位仍然明显的患者中，二次手术可能需要进行患眼上斜肌折叠术。

（赵国宏　付　晶）

参考文献

[1] Saunders RA. When and how to strengthen the superior oblique muscle. J AAPOS, 2009, 13(5): 430 -437

[2] Kaeser PF, Klainguti G, Kolling GH. Inferior oblique muscle recession with and without superior oblique tendon tuck for treatment of unilateral congenital superior oblique palsy. J AAPOS, 2012, 16(1): 26 -31

[3] von Noorden GK, Campos EC. Binocular Vision and Ocular motility. 6th ed. New York: C. V. Mosby, 2002, 414 -454

[4] Yau GS, Tam VT, Lee JW. Surgical outcomes for unilateral superior oblique palsy in Chi-

nese population: a retrospective study. Int J Ophthalmol, 2015, 8(1): 107 - 112

[5] Nejad M, Thacker N, Velez FG, et al. Surgical results of patients with unilateral superior oblique palsy presenting with large hypertropias. J Pediatr Ophthalmol Strabismus, 2013, 50(1): 44 - 52

[6] Lau FH, Fan DS, Sun KK, et al. Residual torticollis in patients after strabismus surgery for congenital superior oblique palsy. Br J Ophthalmol, 2009, 93(12): 1616 - 1619

病例4　先天性内斜视

一、病例简介

患儿，女，3 岁，因“出生后 2 个月家长发现眼斜”就诊。

现病史：家长在患儿出生后 2 个月发现左眼斜，于当地医院就诊，诊断为斜视，未予处理。2 岁时发现左眼注视差，阿托品散瞳验光右眼 +2.50DS，左眼 +3.25DS，未予配镜，予以遮盖右眼每天 4 小时，定期复诊。现为求进一步诊治，就诊于我院。

既往史、个人史及家族史均无特殊。

眼部检查：裸眼视力：右眼 0.5，左眼 0.5。阿托品散瞳验光检查：右眼 +2.00DS→0.8，左眼 +2.25DS→0.8，眼压：右眼 13mmHg，左眼 13mmHg。双眼角膜透明，Kp(－)，前房深，房闪(－)，虹膜无前后粘连，瞳孔等大等圆，直径 3mm，直接、间接对光反射灵敏，晶状体透明，眼底视盘色淡红，边界清，C/D =0.3，黄斑中心凹反光存在。角膜映光检查：左眼注视：右眼 +20°；右眼注视：左眼 +20°(病例 4 图 1)。三棱镜检查：左眼注视：右眼 +80△，右眼注视：左眼 +80△。33cm 和 6m 斜视度数相同。主眼为右眼。眼球运动正常，无 AV 征。同视机检查：同时视：无，融合功能：无，远立体视：无；近立体视：无。

二、诊断

双眼先天性内斜视。

三、治疗

全麻下行双眼内直肌后退，术中双眼内直肌后退 5.5mm，左眼外直肌折叠 8mm。术后半年随访眼位正位，同视机检查：同时视：－1°，融合功能：－3°～+12°，远立体视：无；近立体视：无。

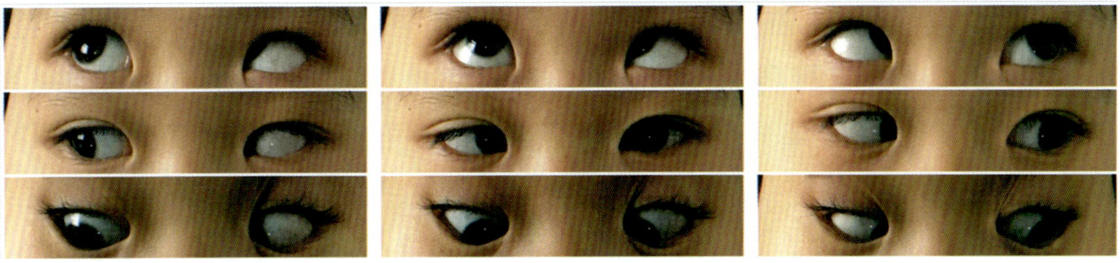

病例 4 图 1　九眼位图

四、病例分析

先天性内斜视也称为婴幼儿型内斜视，是一种非调节性内斜视，为内斜视中的常见亚型，通常生后 6 个月内出现的内斜视定义为先天性内斜视。临床表现为大角度斜视，如单眼注视，可伴有非注视眼弱视，常为低到中度的远视，可伴有眼球外转运动受限，斜肌功能亢进，垂直分离偏斜，隐性眼球震颤和双眼视功能下降。先天性内斜视的发病率为 0. 25% ~0. 50%，早产、低体重、低 Apgar 评分是其发生的主要危险因素。

儿童双眼视觉的发育过程存在一定的敏感期，从生后几个月双眼视觉开始发育，其中 3 岁前最为关键期。先天性内斜视发生在出生后 6 个月内，由于双眼视轴不平行，注视目标不能正常投射于双眼视网膜对应点上，在发育的关键期内不具备形成正常双眼视觉的条件，因此不能形成正常的双眼视功能[1]，并且在动物实验中，这种异常双眼视觉经验导致的皮层双眼驱动细胞的减少持续存在[2]。

先天性内斜视远期正位率报道不一，二次手术率 25% ~35%[3~4]，影响先天性内斜视术后远期正位率的原因包括弱视、眼球震颤、垂直斜视和未矫正的屈光不正。对于手术时机的选择，很多学者赞成早期手术，认为在患儿 2 岁前矫正眼位，术后恢复双眼视觉功能的机会较大，并且可以避免内斜时间过长导致的肌肉和结膜的继发性挛缩。晚期手术的赞成者则认为，幼小患儿很难在术前获得可靠、准确的测量，在 2 岁后手术斜视角度测量结果更可靠，可减少二次手术。但晚期手术降低了恢复双眼视的可能性，且内直肌挛缩增加了眼球外转的机械性限制因素。目前在美国，先天性内斜视患儿首次手术的标准年龄是 12 ~18 个月，在欧洲是 2 ~3 岁[5]。

本例患者虽发病较早，但初次就诊后没有规律随诊，导致错过最佳手术时机，再次就诊时，存在单眼注视不良，提示存在长期单眼注视导致的斜视性弱视，因此需要进行弱视的矫正，在双眼视力相等或接近时，尽早手术。该患者术后半年随访时部分恢复了双眼视觉功能，虽然立体视检查结果不佳，但双眼视觉的部分恢复仍然有助于术后远期眼位的维持。

（赵国宏　付　晶）

参考文献

[1] Banks MS, Aslin RN, Letson RD. Sensitive period for the development of human binocular vision. Science, 1975, 190(4215): 675-677

[2] Crawford ML, Harwerth RS, Smith EL, et al. Loss of stereopsis in monkeys following prismatic binocular dissociation during infancy. Behav Brain Res, 1996, 79: 207-218

[3] Ing MR. Early surgical alignment for congenital esotropia. Trans Am Ophthalmol Soc, 1981, 79: 625

[4] Arthur BW, Scott WE. Long-term stability of alignment in the monofixation syndrome. J Pediatric Ophthalmol Strabismus, 1989, 26: 224

[5] Simonsz HJ, Kolling GH. Best age for surgery for infantile esotropia. Eur J Paediatr Ncurol, 2011, 15: 205-208

病例 5　眼球后退综合征

一、病例简介

患儿，女，7 岁，因出生后 4 个月发现“左眼向内偏斜”就诊。

现病史：患儿 4 月龄时家长发现其左眼向内偏斜，伴眼球转动异常，于当地医院就诊，未予明确诊断，嘱其暂观察，具体不详。近 7 年来病情无明显变化，因即将进入小学上学，家长考虑患儿外观欠佳，为求进一步诊断和治疗就诊于我院。

既往史、个人史及家族史均无特殊。

眼部检查：裸眼视力：右眼 0.5，左眼 0.5，近视力：双眼 Jr2。阿托品散瞳验光：右眼 +3.25DS +1.00DC ×90° =0.7；左眼 +3.00DS +1.75DC ×80° =0.5。眼压：右眼 13.4mmHg，左眼 15.2mmHg。双眼角膜透明，Kp(-)，前房深，房闪(-)，瞳孔等大等圆，直径 3mm，直接、间接对光反射灵敏，晶状体透明。眼底：双眼视盘界清色可，黄斑中心凹光反射存在，视网膜在位。角膜映光检查：右眼注视：看近看远左眼均 +5°，左眼注视：看近看远右眼 +30°(病例 5 表 1，病例 5 图 1)。

病例 5 表 1　角膜映光法检查结果

	右眼注视	左眼注视
33cm	+5°	+30°
6m	+5°	+30°

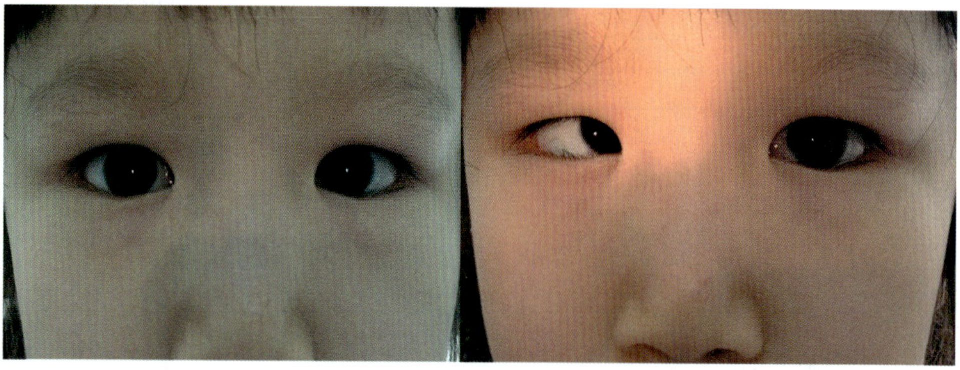

病例 5 图 1　角膜映光法检查(看近时)

眼球运动检查：第一眼位：右眼为主视眼，左眼 +5°；水平右转：双眼均可到位；水平左转：右眼可到位，左眼刚到中线；垂直上转：双眼均可到位；垂直下转：双眼均可到位；右上转：双眼均可到位；右下转：双眼均可到位；左下转：右眼可到位，左眼颞侧角膜缘距外眦 -3mm；左上转：右眼可到位，左眼颞侧角膜缘距外眦 -3mm。左眼外转时睑裂高度：8mm，内转时睑裂高度：5mm；无明显代偿头位(病例 5 图 2)。

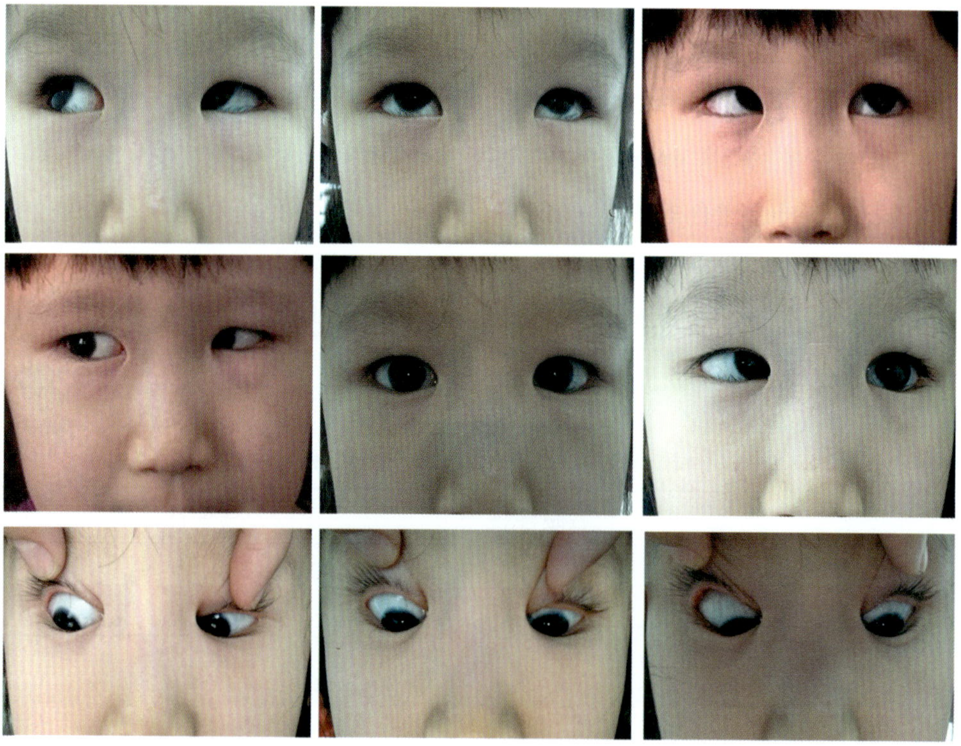

病例 5 图 2　眼球运动九眼位图

MRI－眼运动神经检查显示：右侧展神经显示良好（白色箭头），左侧展神经未显示（黄色箭头）；左侧动眼神经与外直肌异常相邻（红色箭头）；双眼外肌、眼眶均未见明显异常（病例 5 图 3）。

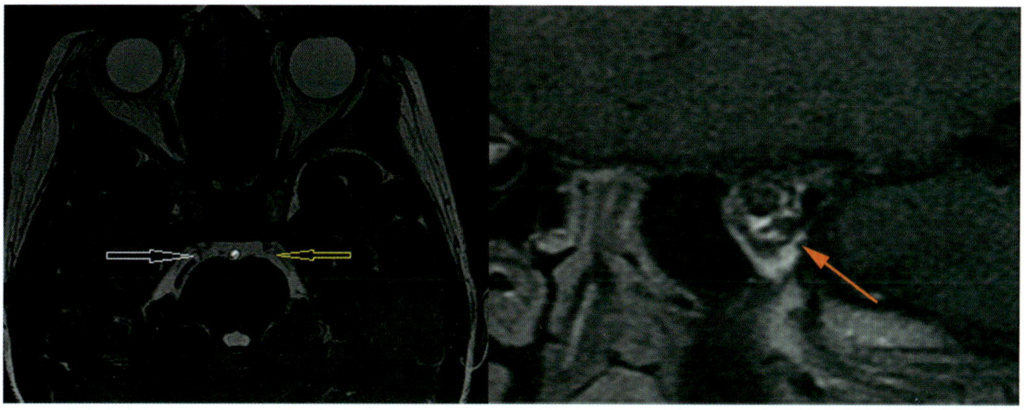

病例 5 图 3　MRI－眼运动神经

同视机检查：Ⅰ级功能：客观角：+5°R/L1°；Ⅱ级功能：无；Ⅲ级功能：无；近立体视：100 秒。

二、诊断

1. 左眼眼球后退综合征。
2. 左眼弱视。
3. 双眼屈光不正。

三、治疗

双眼按散瞳验光度数配镜，遮盖右眼每天 2 小时并辅助弱视训练，包括红闪仪、穿珠器，每次持续 30 分钟，每天 2 次，每 3～6 个月复诊。因本例患者第一眼位偏斜角度较小，存在一定的近立体视功能，且不存在上射或下射，不考虑手术治疗。经过一年治疗，患者左眼视力提高，散瞳验光双眼矫正视力 0.8，经过辅助训练获得了一定的双眼单视功能。

四、病例分析

Duane 眼球后退综合征（Duane retraction syndrome，DRS）是一种先天性眼球运动异常，人群患病率为 0.1%，占斜视发病的 1%～5%[1]。DRS 发病男女相仿，以单眼受累较为多见，双眼发病者占 15% ~20%，左眼较为常见[2,3]。本例患儿女性，自出生后不久即发现眼球运动的异常，左眼发病。

DRS 在日常门诊中其实并不少见，但因其临床表现在不同的患者中各有差异，因而增加了临床诊治的难度。其特征性表现均为不同程度的眼球水平运动障碍，内转时睑裂缩小，伴眼球后退，外转时睑裂开大[1,4]。部分患眼(占 21.9% ~39%[2,5])在内转时可呈现急速的眼球上转或下转(又称上射或下射)。多数患者第一眼位存在斜视，可为内斜视，也可为外斜视，但与其他类型斜视相比较而言，斜视度较小，也可表现为正位。存在明显斜视的 DRS 患者常会采取较小的异常头位进行代偿，以掩盖其小角度斜视，获得双眼单视。该患者第一眼位时左眼内斜度较小(5°)，无明显代偿头位。

基于眼位及眼球运动检查的特点，Huber 将 DRS 分为三种类型[6]，具体分型见病例 5 表 2，其中Ⅰ型最为常见，约占 78%，其次为Ⅲ型，占 15%，Ⅱ型最为少见，占 7%[1]。该患儿表现为内斜视，除存在着左眼眼球运动的异常外，同时还伴有眼球水平运动时睑裂大小的改变：内转时睑裂缩小，外转时睑裂开大，符合 DRS Ⅰ型的特征性表现。

病例 5 表 2　DRS 分型[6]

分型	第一眼位	眼球运动	睑裂变化
Ⅰ型	内斜或正位	外转受限或完全不能，内转正常或轻度受限	试图内转时眼球后退，睑裂缩小，外转时睑裂开大
Ⅱ型	外斜视	内转受限或完全不能，外转正常或轻度受限	试图内转时眼球后退，睑裂缩小，试图外转时睑裂开大
Ⅲ型	基本正位	内、外转均受限或完全不能	试图内转时眼球后退，睑裂缩小，试图外转时睑裂开大

一直以来，学者们对眼球后退综合征的病理机制作了多方探讨。以往认为，解剖结构的异常可能起到了一定的作用[7,8]。然而，目前多侧重于认为神经肌肉支配异常是 DRS 的根本原因。肌电图证实，部分 DRS 患眼内外直肌之间存在着异常的神经联系[9]。同时，近年来大量研究通过 MRI 观察到，Ⅰ型、Ⅲ型 DRS 患者 MRI 检查常可发现其展神经结构的异常或阙如，为Ⅰ型、Ⅲ型 DRS 患者外转不能的原因做出了解释，即眼球外转时，外直肌未收到神

经冲动而收缩，因此存在外转障碍；而Ⅱ型 DRS 患者 MRI 检查多可观察到展神经结构，但可存在展神经结构异常，且存在动眼神经异常分支对外直肌的支配，眼球可外展，但试图内转时内外直肌同时收缩，眼球后退[10,11]。而对于所有Ⅰ型、Ⅱ型、Ⅲ型 DRS，MRI 还观察到部分患者存在展神经神经核或核上性神经发育异常、展神经核与水平同向运动中枢之间存在异常联系、展神经阙如或动眼神经发出的异常神经支支配外直肌等[12~14]。因此认为，DRS 并不是单纯的展神经发育异常，而是先天性颅神经发育异常综合征的一种。本例患儿 MRI－眼运动神经检查未见明确的左侧展神经结构，致眼球外转受限，而动眼神经与外直肌异常相邻，推测可能存在动眼神经对外直肌的异常支配，眼球内转时，外直肌同时收缩，致眼球后退，睑裂变小。

另外，虽然绝大多数 DRS 为散发病例，但仍有 10% 存在家族史，为常染色体显性遗传，目前已经明确的染色体改变为 2q31 移位至 8q，以及 2q31 上的基因位点 DURS2 的突变[15~17]，可能是解剖异常或神经肌肉支配异常的根本原因。该患儿无明确家族史。

对于具有 DRS 典型临床表现的患者，根据特征性的眼球运动障碍及内外转时的睑裂变化，诊断往往不难。而对于可疑 DRS 患者，则需要通过对其临床表现进行仔细的观察，掌握一定的要点，并通过一定的辅助检查进行鉴别。

首先，要关注患者的眼位偏斜情况，观察第一眼位有无水平斜视及代偿头位；其次，观察是否存在眼球运动异常，内转或外转有无障碍，其受限程度如何，是否存在内转时眼球的上射或下射；再次，观察眼球水平运动是否伴有睑裂大小的改变，可用眼球突出计检查第一眼位、内转位及外转位时的眼球内陷度，若内转与外转时的眼球内陷度相差达 2mm，应怀疑 DRS；另外，还可行肌电图及 MRI 检查判断是否存在神经肌肉的异常支配。

对于临床表现不甚典型的 DRS 患者，还需注意与展神经麻痹、先天性内斜视、眼外肌纤维化、假性眼球后退综合征等疾病的鉴别。此外，对于 DRS 内转时存在上射表现者，还需与原发性下斜肌功能亢进进行鉴别。

因 DRS 患者临床表现各异，其治疗方案的设计需考虑所有异常的表现成分，包括水平偏斜、代偿头位、上射、下射等，无法同一而视. 。因此，为每一名患者设计个性化的治疗方案，是达到较理想的术后效果的前提。

DRS 患者多数视功能尚可，斜视度偏小，临床上以矫正屈光不正和治疗弱视为其首选，以期提高视力和建立双眼单视功能。对于第一眼位存在双眼单视功能或患者借助轻微的代偿头位就能保持双眼单视者，无需手术，仅第一眼位明显偏斜或存在明显的急速上射或下射时，才考虑手术治疗。本例患儿第一眼位偏斜度较小，无明显代偿头位，存在弱视，治疗方案上首先以矫正屈光不正和治疗弱视为主，待弱视治疗达到双眼视力平衡后可考虑斜视矫正术改善外观，进一步提升双眼视功能。

对于 DRS 患者，手术的主要目的是为了矫正原在位的眼位偏斜，改善头位及眼球后退，无改善眼球运动的作用。DRS 没有固定的手术方式，主要根据第一眼位偏斜的方向设计手术方案，相应地减弱水平直肌。内斜视者以减弱内直肌功能为主，可行单侧或双侧内直肌后退术；外斜视者则以减弱外直肌功能为主，可行患眼外直肌后退或联合后固定术，也可行对侧眼外直肌后退术[5]。当伴有眼球上射或下射时，可行患眼外直肌后退术、内外直肌同时后退术、外直肌后固定术或外直肌“Y”字形单劈开缝合术，可改变内、外直肌同时收缩导致的“马缰绳效应”。

综上所述，DRS 是一种以眼球水平运动障碍伴内转时睑裂缩小、眼球后退为特征的先天性眼球运动异常性疾病，其发病机制既往认为是解剖结构异常所致，而目前倾向于认为神经肌肉支配异常才是致病的根本原因。因 DRS 患者临床表现各异，临床上需对抓住核心及要点，其特征性表现进行仔细观察方可得出正确的诊断。同时，在治疗上也需遵循相应的原则，针对每一名患者的特点设计出个性化的治疗方案。

（周金琼　付　晶）

参考文献

[1] DeRespinis PA, Caputo AR, Wagner RS, et al. Duane's retraction syndrome. Surv Ophthalmol, 1993, 38(3): 257-288

[2] 张方华. Duane 眼球后退综合征 201 例的临床特征. 中华眼科杂志, 1999, 35(4): 280-282

[3] Barbe ME, Scott WE, Kutschke PJ. A simplified approach to the treatment of Duane's

syndrome. Br J Ophthalmol, 2004, 88(1): 131 - 138

[4] Duane A. Congenital deficiency of abduction, associated with impairment of adduction, retraction movements, contraction of the palpebral fissure and oblique movements of the eye. Arch Ophthalmol, 1905, 14: 133 - 159

[5] Snir M, Dotan A, Friling R, et al. Contralateral lateral rectus muscle recession in patients with Duane retraction syndrome type 3. Eye, 2014, 28(3): 279 - 284

[6] Huber A. Electrophysiology of the retraction syndrome. Br J Ophthalmol, 1974, 58(3): 293 - 300

[7] Scott AB, Wong GY. Duane's syndrome. An electromyographic study. Arch Ophthalmol, 1972, 87(2): 140 - 147

[8] Sloper JS, Collins AD. Effects of Duane's retraction syndrome on sensory visual development. Strabismus, 1999, 7(1): 25 - 36

[9] VonNoden GK. Recession of both horizontal rectimuscles in Duane Sretraction Syndrome with elevation and depression of the adducted eye. Am J Ophthalmol,1992,114(3):311 - 313

[10] Kim JH, Hwang JM. Abducens Nerve Is Present in Patients with Type 2 Duane's Retraction Syndrome. Ophthalmology, 2012, 119(2): 403 - 406

[11] Kim JH, Hwang JM. Presence of the Abducens Nerve According to the Type of Duane's Retraction Syndrome. Ophthalmology, 2005, 112(1): 109 - 113

[12] Miller NR, Newman NJ, Biousse V, et al. Walsh and Hoyt's clinical neuro - ophthalmology. Philadelphia: Lippincott Williams & Wilkins, 2005, 1007 - 1015

[13] 满凤媛, 郝大鹏, 吴晓, 等. 眼球后退综合征磁共振成像分析. 眼科, 2010, 19(5): 309 - 314

[14] Xia S, Li RL, Li YP, et al. MRI findings in Duane's ocular retraction syndrome. Clin Radiol, 2014, 69(5): 191 - 198

[15] Demer JL, Clark RA, Lim KH, et al. Magnetic resonance imaging evidence for widespread orbital dysinnervation in dominant Duane's retraction syndrome linked to the DURS2 locus. Invest Ophthalmol Vis Sci, 2007, 48(1): 194 - 202

[16] Evans JC, Frayling TM, Ellard S, et al. Confirmation of linkage of Duane's syndrome and refinement of the disease locus to an 8.8cm interval on chromosome 2q31. Hum Genet, 2000, 106(6): 636 - 638

[17] Abu - Amero KK, Kondkar AA, Oystreck DT, et al. Microdeletions involving Chromosomes 12 and 22 Associated with Syndromic Duane Retraction Syndrome. Ophthalmic Genet, 2014, 35(3): 162 - 169

病例6　颅内木质异物残留

一、病例简介

患者，男，28岁，因“摔伤后左眼红肿不愈20天”就诊。

现病史：患者20天前骑车不慎摔倒，左眼被树枝扎伤，自行拔出刺入左眼上睑的树枝。伤后左眼视力下降，眼球突出伴结膜充血水肿，曾在当地做眼睑伤口的清创缝合和抗感染治疗（具体不详），病情好转但红肿不愈。为进一步诊治就诊我院。

既往史、个人史及家族史无特殊。

眼部查体：左眼最佳矫正视力0.1，上睑充血肿胀，轻度下垂，上睑重睑皱褶外侧可见已愈合的皮肤伤口。眼球轻内移位，外转不能，其余各方向运动明显受限，颞侧球结膜充血水肿，脱出睑裂外，左眼较对侧突出5mm（病例6图1）。指试眶压（++）。左眼角膜下方白斑，前房深，瞳孔轻度散大，直径4mm，直接光反射、间接光反射迟钝，晶状体无混浊，眼底未见明显异常。右眼前节、后节未见明显异常。左侧额、睑及颜面部感觉迟钝。眼眶CT示（病例6图2）左眼眶外侧弥散软组织影，边界不清，与外直肌分辨不清，蔓延至眶尖部。颅内条形低密度影位于眶上裂后方和海绵窦旁。眼眶MRI检查显示眶内软组织病变的T_1和T_2加权像均为中信号，边缘毛糙，T_1加权像增强抑脂显像可明显增强。颅内条形占位病变在T_1和T_2加权像均为低信号影，不增强（病例6图3）。

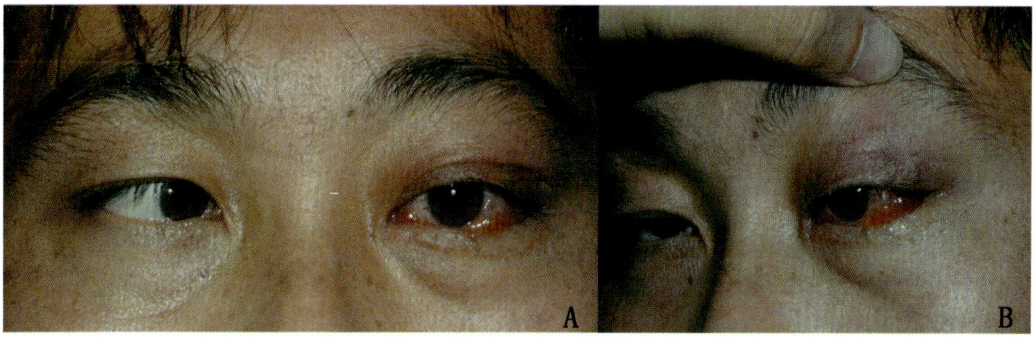

病例 6 图 1　术前眼外观

注：A 示左眼上睑轻度下垂，眼球突出伴向内侧移位，颞侧球结膜充血水肿，脱出睑裂外。眼球外展受限；B 示左眼上睑外侧可见树枝刺穿皮肤后愈合的伤口

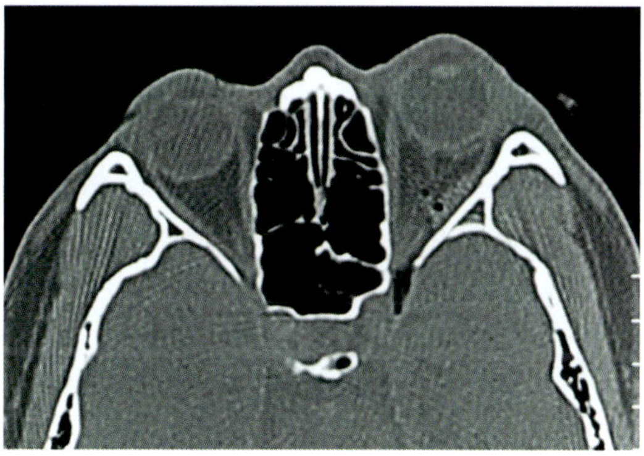

病例 6 图 2　术前眼眶轴位 CT

注：显示左眼眶外侧少量弥散软组织影，与外直肌关系密切，眼眶中部少量低密度点状影。眶上裂后方见纵行条状低密度影

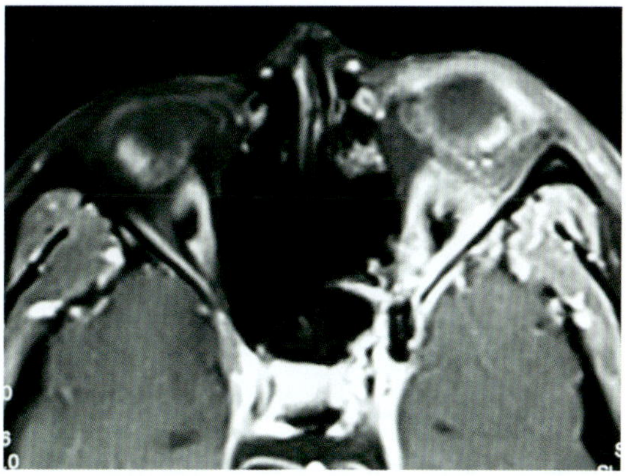

病例 6 图 3　术前眼眶轴位 MRI

注：T_1 加权像合并增强抑脂像显示眶内软组织影可增强，颅内异物低信号影

二、诊断

1. 左侧颅内异物残留。
2. 左眼眶软组织损伤伴异物残留。
3. 左眼暴露性角膜炎。
4. 左眼外伤性瞳孔麻痹。
5. 左侧三叉神经感觉减退。

三、治疗

入院后全身麻醉下行左侧双重睑皮肤切口并向外侧延长约2cm，截取外侧眶缘后，分离至外壁骨膜下间隙。向后剥离颞肌前缘，磨钻磨除眶外侧壁骨质深至眶上裂，在眶骨膜和脑膜间形成的腔隙内置入0°高清鼻内镜。监视器下观察颞叶脑膜和眶骨膜在眶上裂的移行处，见局部脑膜破损，色黑，考虑为异物刺入颅内的末端。小心从颅内夹出异物，为4块大小不等木质异物（病例6图4）。术中未见活动性出血或脓腔，未见脑脊液漏。生理盐水反复冲洗脑膜破损处，确认无异物残留。沿外直肌走行划开眶骨膜，见大量炎性肉芽组织包绕外直肌，肉芽组织间少量木屑残渣，予清除。眶外缘复位，关闭切口。术后静脉给予常规抗炎止血药物治疗3天。术后半年复查，左眼最佳矫正视力1.0，无上睑下垂，眼球运动下转轻度受限，余方向运动到位，无眼球突出或凹陷，结膜无充血水肿（病例6图5）。三叉神经支配区皮肤感觉恢复正常，瞳孔同术前。眼眶CT检查显示眶外壁骨质缺失，颅内未见异物残留（病例6图6）。

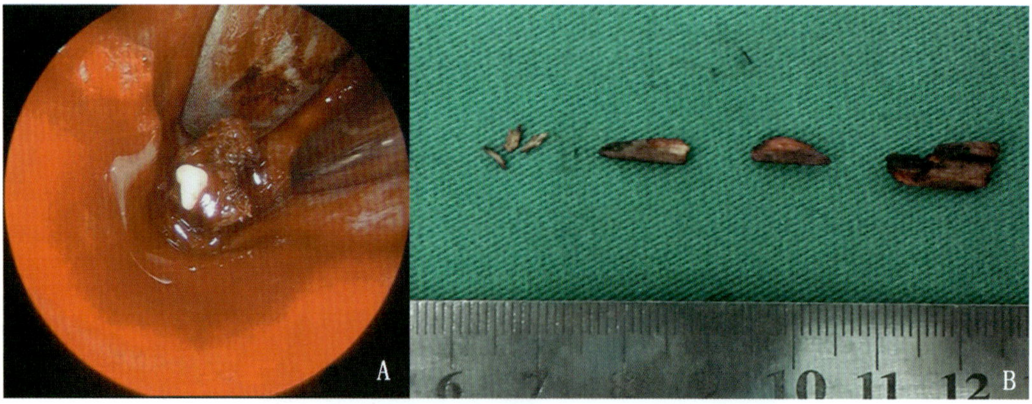

病例6图4　术中内镜录像截图与取出的木质异物

注：A示术中内镜录像截图。显露颅内木质异物，表面少许脓性渗液，图像下方是颞叶脑膜，图像上方是眶内软组织；B示取出的4块木质异物

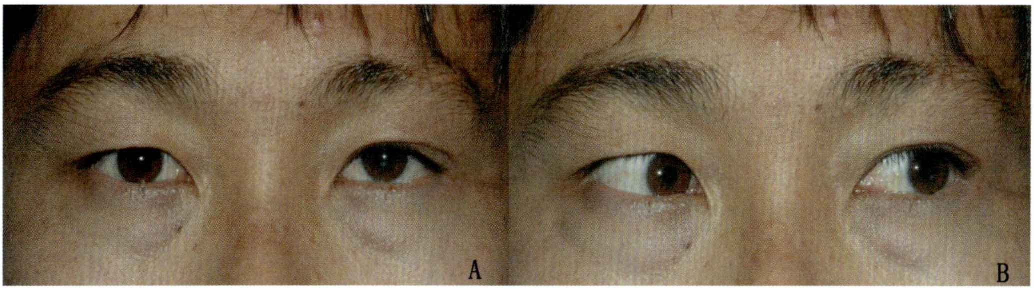

病例6 图5　术后6个月复查眼外观像

注：A示左眼眼位正，无突出，无上睑下垂；B示眼球向外展到位

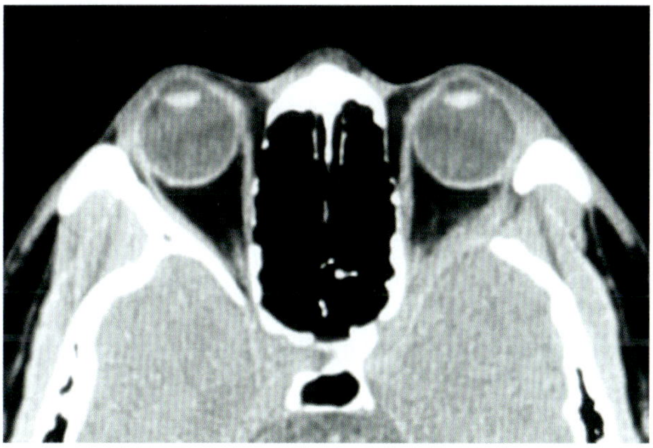

病例6 图6　术后6个月复查眼眶轴位CT

注：显示左眼眶外侧壁消失，眶内无异常，颅内无异物残留

四、病例分析

这是一例非常特殊的颅内木质异物残留病例，从诊断到治疗方案的实施充满了风险和挑战。颅内木质异物常经过眶尖或者鼻窦进入颅内[1~4]，术前应使用眼眶CT及磁共振判断异物进入的通路和位置。木质异物进入体内，早期由于含有空气而在CT上呈低密度，随着炎症反应的发生，异物浸润了组织渗液和炎症脓液，密度会逐渐升高。由于含有空气，木质异物在磁共振 T_1 和 T_2 加权像均呈低信号。本例中，CT及磁共振显示眶上裂后方的颅内有条形影，眶内弥散软组织影及点状影。结合患者的外伤特点以及自行拔出树枝的病史，可推断颅内条形影为残留的树枝异物，树枝在高速运行中刺穿眶内软组织，并通过眶上裂进入颅内，在患者自行拔出的过程中最前端较薄弱

或受到眶上裂骨缘的阻挡，遗留在颅内。眶外侧弥散的软组织影则是在异物刺入及拔出的过程中产生的软组织损伤，术中也证实为炎性反应和肉芽组织。树枝拔出过程中受到软组织的阻力，会从树枝表面脱离木质碎屑遗留眶内，形成散在点状影。

术前认真分析影像学检查，结合解剖学知识，解释临床表现并预判手术风险十分重要。该例异物穿过眶上裂，并全部位于其后方。眶上裂内有第Ⅲ、Ⅳ、Ⅴ的第一支和Ⅵ脑神经穿过，异物造成的物理损伤必然会造成上述神经的功能障碍，这可以解释患者上睑下垂、眼球运动受限、瞳孔散大和对光反射迟钝及颜面部感觉减退。眼球运动受限的另一个因素是异物在眶外侧穿行时对眼外肌和支配神经的直接损伤，这种损伤对外直肌影响最大，因此眼球外展受限最明显。解剖学上，眶上裂后方的颅内是海绵窦和颈内动脉窦内段的位置。仔细分析影像学可知异物位于海绵窦外侧壁附近，但距离颈内动脉仍有一定距离。术后随访证实，异物可以安全取出，并解除了对脑神经的压迫，避免了颅内感染风险，眼球运动、上睑下垂及颜面部感觉均得到恢复。

木质异物由于携带大量细菌，残留人体会继发感染，如在颅内风险更大，严重者继发颅内感染，危及生命，因此即使暂时没有症状，颅内木质异物也应取出[2~4]。此例的常规手术方案可选择开颅手术，经额进入颅底，磨除前床突，并在其下方取出颅内异物。但这种手术方式创伤巨大，医源性损伤重，异物暴露困难，术后恢复慢，眼部和颅内手术并发症风险均较高。因此，我们选择了创新性的手术方法。我们通过经典的外侧开眶术暴露眶外壁，在骨膜下磨除蝶骨大翼，深至眶上裂，这一技术来自深外壁减压技术，它主要应用于治疗重度甲状腺相关眼病[5]，通过磨除全外侧壁，松解眶上裂和眶尖的压力，尤其适用于压迫性视神经病变的治疗。在此例中，眶外壁被磨除为鼻内镜的使用提供了手术腔隙和足够的空间。腔隙是内镜操作的先决条件，比如鼻内镜在眼眶外科中的应用最多见于经鼻窦入路，完成眶内侧或视神经管减压手术。近年也有学者尝试经眶外侧入路，运用鼻内镜辅助眶内的手术操作[6, 7]。本例将鼻内镜运用到眶骨膜下和脑膜之间的间隙，完成颅内异物的摘除。鼻内镜的优势在于它的“锁孔”技术，即通过一个狭小的间隙进入术野后，可以在局部照明和放大下观察术野的细节，像进入人体的眼睛。在鼻内镜的协助下，我们可以清晰地观察到异物，并在不造成周围组织损伤的情况下取出异物。本例提示我们，深外壁磨骨和鼻内镜的结合应用，不但可以最大限度地降低医源性损伤风险，而且扩展了经眶入路的手术范围，扩大了鼻内镜的手术适应证，未来或许可以应用到眶上裂及海绵窦区的肿瘤摘除。

（王　毅）

参考文献

[1] Orszagh M, Zentner J, Pollak S. Transorbital intracranial impalement injuries by wooden foreign bodies: clinical, radiological and forensic aspects. Forensic Sci Int, 2009, 193(1～3): 47－55

[2] Chan SK, Pang KY, Wong CK. Transnasal penetrating intracranial injury with a chopstick. Hong Kong Med J, 2014, 20(1): 67－69

[3] Nishio Y, Hayashi N, Hamada H, et al. A case of delayed brain abscess due to a retained intracranial wooden foreign body: a case report and review of the last 20 years. Acta Neurochir(Wien), 2004, 146(8): 847－850

[4] Dadlani R, Ghosal N, Bagdi N, et al. Chronic brain abscess secondary to a retained wooden foreign body: diagnostic and management dilemmas. Indian J Pediatr, 2010, 77(5): 575－576

[5] Chang EL, Piva AP. Temporal fossa orbital decompression for treatment of disfiguring thyroid－related orbitopathy. Ophthalmology, 2008, 115: 1613－1619

[6] Rivkin MA, Turtz AR, Morgenstern KE. Transorbital endoscopic removal of posterior lateral orbital mass. Laryngoscope, 2013, 123: 3001－3004

[7] Prabhakaran VC, Selva D. Orbital endoscopic surgery. Indian J Ophthalmol, 2008, 56(1): 5－8

病例 7　首发于眼部的伯基特淋巴瘤

一、病例简介

患儿，男，5 岁，因“左眼睑红肿 1 个月”就诊。

现病史：患儿于 2016 年 6 月 7 日无明显诱因出现左眼上睑红肿，无其他不适，当地医院就诊，考虑“霰粒肿”，给予热敷、点眼药水（具体不详），1 周后眼睑红肿进行性加重。6 月 10 日眼眶 CT（病例 7 图 1）显示左眼睑内侧皮下软组织影，边界尚清。6 月 19 日于当地诊所给予“头孢类”药物抗感染治疗 3 天，无明显好转。6 月 24 日左眼上睑红肿加重，复查眼眶 CT（病例 7 图 2）显示肿物波及整个眼睑，厚度明显增加，且向眶内侧蔓延，眼球向外侧移位，考虑“眶蜂窝织炎”，给予“头孢类”抗生素（具体不详）静脉滴注 6 天，6 月 28 日在当地医院怀疑“眶周脓肿”全麻下行左眼上睑病灶穿刺抽脓，未见脓性分泌物流出。病情持续加重，为进一步诊治，7 月 1 日就诊我院眼眶科门诊。

既往史：无特殊。

个人史：2 胎 2 产，足月顺产，生后无窒息，母亲妊娠期间无放射性物质及化学药物接触史，生后母乳喂养，生长发育与正常同龄儿童相似。

家族史：父亲及姐姐均体健，父母非近亲婚配，家族中无家族性、遗传性及相关病史。

眼部及全身检查：左眼上睑完全下垂，高度隆起，皮肤暗红色，边界尚清，内上方可见既往穿刺手术遗留的微小切口 2 个（病例 7 图 3）。眼睑触诊质地坚硬，未及波动感。眼睑不能拉开，无法做眼科其他检查。下睑轻肿胀。右眼未见异常。全身检查：无发热，双侧颌下各可触及一枚肿大淋巴结，左侧大小约 2cm × 2cm，质硬，无活动，右侧大小约 1cm × 1.5cm，质硬，无活动，余浅表淋巴结未及肿大。右下侧切牙对应的牙龈轻度肿胀。患儿诉双下肢、尾骨及口腔牙龈有自发疼痛，起始于 6 月 27 日，后频次增多，影响夜间睡眠。怀疑血液系统疾病可能，急行血常规检查：白细胞数 6.01 $\times 10^9$/L，中性粒细胞 2.73 $\times 10^9$/L，血红蛋白 105g/L，血小板 136 $\times 10^9$/L，白细胞分类示：原始幼稚细胞占 6%。进一步行骨髓细胞学穿刺检查，原始幼稚细胞占 69.0%。骨髓免疫流式、融合基因检测均支持伯基特淋巴瘤。遂转我院儿科治疗。

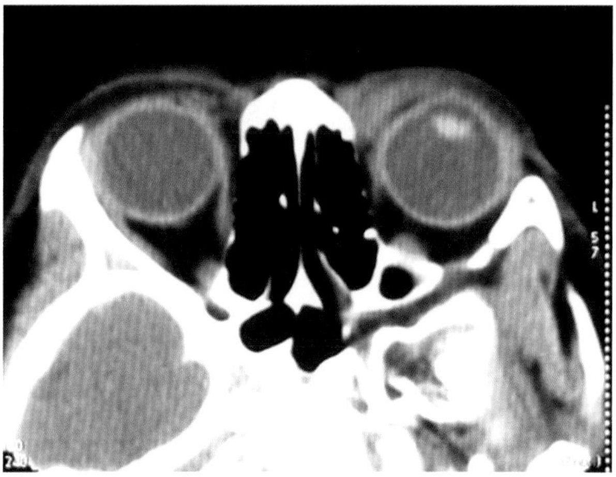

病例 7 图 1　6 月 10 日眼眶 CT

注：左眼睑内侧软组织肿物，边界欠清

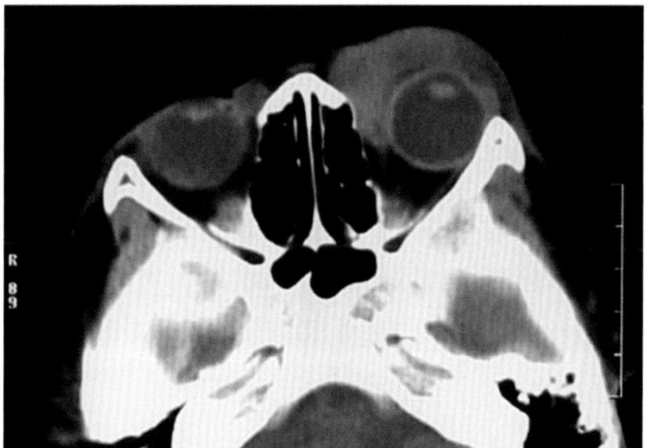

病例 7 图 2　6 月 24 日复查眼眶 CT

注：左眼睑软组织肿物范围扩大至整个眼睑，并向眶内蔓延，深至球后

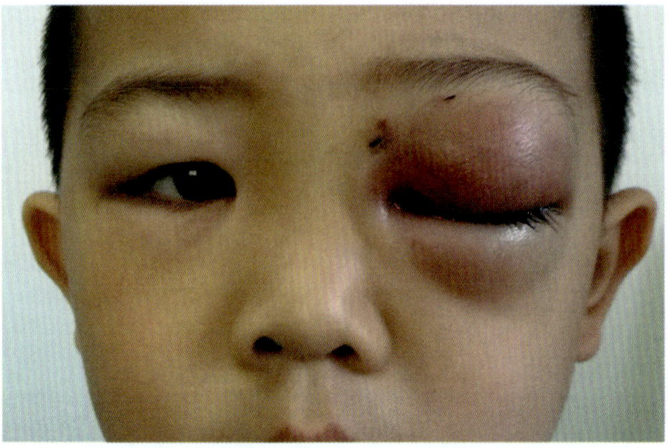

病例 7 图 3　7 月 1 日门诊外观像

注：左眼上睑高度肿胀，隆起，皮肤暗红色，边界欠清，上睑完全下垂，下睑轻肿胀。上睑内侧两个微小结痂为既往穿刺抽脓的部位

二、诊断

伯基特淋巴瘤左眼睑及眶内侵犯。

三、治疗

入院后左眼睑肿胀逐渐加重，并出现右侧眼睑轻度肿胀。完善各项检查后，于 7 月 7 日给予静脉及腰椎穿刺鞘内注射化疗药物。化疗后眼睑肿胀明显消退（病例 7 图 4），7 月 13 日眼眶 MRI（病例 7 图 5）示左眼眶前部肿瘤 T_1 和 T_2 均呈中信号，边界欠清，增强明显，与治疗前 CT 相比体积缩小。同侧蝶骨大翼可见骨髓质明显增厚并增强。先后给予 COP 预处理方案，COPADM1 和 COPADM2 方案，CYVE1 和 CYVE2 方案。以上化疗药物不良反应包括：神经系统毒性、骨髓抑制、耳毒性、肝肾损害、胃肠道反应等不适，故化疗同时给予碱化、水化、止吐、保心、保肝治疗。化疗期间曾发生急性支气管炎，给予抗感染和对症处理。化疗 6 个疗程后眼部症状完全消退（病例 7 图 6），复查眼眶 MRI（病例 7 图 7）示左眼眶前部及蝶骨大翼病变消失。后转血液病专科医院行骨髓移植治疗。

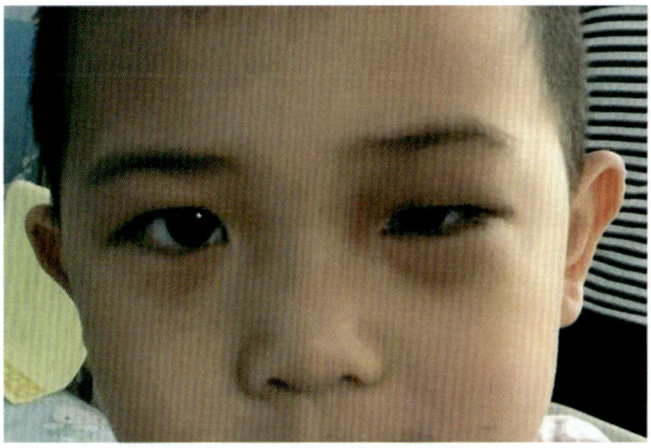

病例 7 图 4　左眼外观像

注：显示 1 次化疗结束后左眼眼睑肿胀明显消退，上睑轻下垂

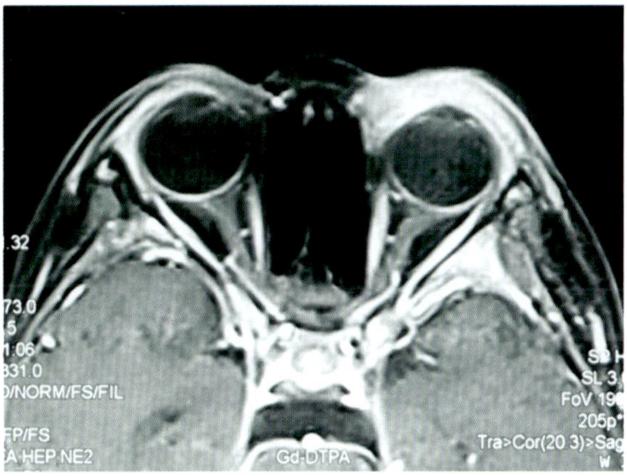

病例 7 图 5　7 月 13 日眼眶 MRI

注：T_1 加权像并增强脂肪抑制显像，左眼睑肿物体积缩小，同侧蝶骨大翼骨质增厚，骨髓质增强明显

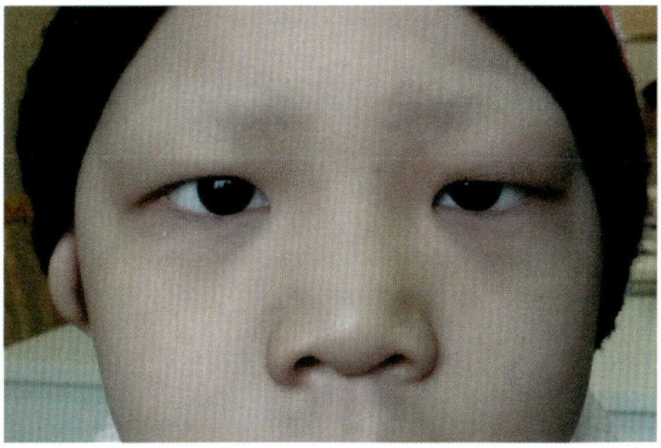

病例 7 图 6　左眼外观像

注：6 次化疗结束后左眼基本正常，眉毛脱落

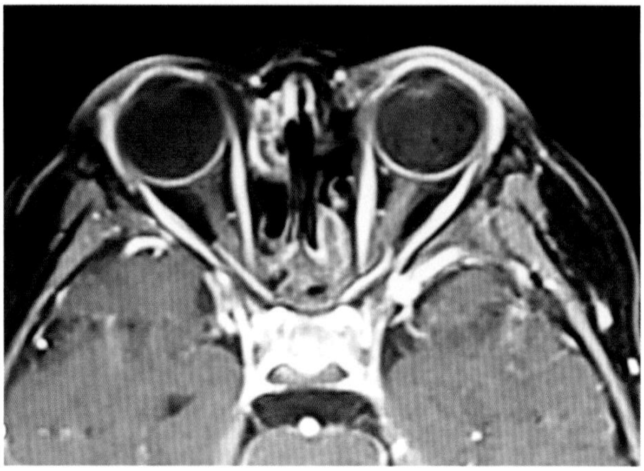

病例7 图7　6次化疗结束后眼眶MRI

注：T_1 加权像并增强脂肪抑制显像，左眼睑皮下少量斑驳影，同侧蝶骨大翼骨髓质无增强

四、病例分析

麦粒肿为细菌感染引起的眼睑腺体急性炎症，初起时痒感逐渐加剧，眼睑水肿、充血，有胀痛和压痛，数日后硬结逐渐软化，在睫毛根部或睑结膜面有黄色脓头，积脓一经穿破皮肤或结膜，红肿迅速消退，疼痛亦随之减轻。如果致病菌毒性剧烈，则在脓液未向外穿破前，炎症已扩散，侵犯整个睑板而形成眼睑脓肿。霰粒肿是儿童好发眼病，通常由于眼睑外部的睑板腺出口阻塞，导致腺体的分泌物留在睑板腺内，对周围组织产生慢性刺激而引起的一种脂肪肉芽肿性炎症。该病早期可在眼睑上下皮肤上摸到黄豆或绿豆大小的硬结，无明显疼痛症状。

眼眶蜂窝组织炎是儿童时期比较常见的眼眶感染性疾病，感染源多来自鼻窦，多为细菌感染。由于儿童时期鼻窦的气化尚未充分，而鼻窦和眼眶间存在潜在间隙，所以鼻窦炎症在引流不畅的情况下极容易波及眶内，形成眼眶蜂窝组织炎。临床表现为发热，眼睑和球结膜充血水肿，眼球突出和眶压增高，上睑下垂和眼球运动受限，严重者可危及视功能。如得不到及时救治甚至可危及生命。当炎症在眼眶前部形成局限的脓肿，可触及皮下波动感。影像学表现缺乏特异性，多为眶内弥散的软组织影，边界不清。当出现脓肿，CT上表现为局限的密度稍低区域，MRI表现为不增强的低信号区。超声显示球后“T”形征，为筋膜囊水肿的证据，支持炎症诊断。血常规检查可提示白细胞升高，以中性粒细胞为主，并出现 C 反应蛋白升高和血沉加快。如发生败血症或菌血症，血培养有助诊断。

疑难疾病的早期诊断十分困难，不典型的临床表现更易与常见病混淆，医生接诊后均会从常见病和多发病入手。该例患儿起病阶段眼睑充血水肿的临床表现与麦粒肿、霰粒肿及眼眶蜂窝组织炎有相似之处，极易误诊。但在局部和全身应用抗生素后不见好转，且持续加重时，应及时转变诊治思路，不应继续按感染性炎症治疗。6 月 10 日眼眶 CT 显示眼睑内侧皮下软组织影，6 月 24 日复查眼眶 CT 显示皮下软组织影扩散至整个眼睑，且蔓延至眶内，深达眼球后极。在已应用抗生素的前提下，病变范围之广，发展速度之快，已难用常见眼部感染性疾病解释。

感染性炎症局部脓肿形成后，穿刺引流是正确的治疗方案，可加快炎症的控制和消退。但本例查体检查始终没有眼睑皮下波动感，而是质地坚硬的硬性肿物，影像学检查也不支持脓肿形成，因此无法抽出脓液也在情理之中。此时，正确的选择可以行皮下肿物活检，明确病理结果。这也是就诊于我院后的初步治疗计划。但家属诉患儿发病以来有双下肢、尾骨及口腔牙龈疼痛的现象，这是诊断儿童血液病的重要线索，但被当地医生忽略了。根据这一线索，我们急查血常规及细胞分类，证实血液中含大量原始幼稚细胞。因此，可以初步诊断为白血病眼眶侵犯。随后骨髓穿刺检查进一步证实为伯基特淋巴瘤。伯基特淋巴瘤缺乏典型的影像学特点，但该例患儿眼眶 MRI 显示眼睑软组织肿物的同时伴随蝶骨大翼内骨髓质明显增强，而且与软组织病变并不连续，这种骨质和软组织同时多发的病变，支持血源性疾病的诊断。本例提示我们，眼科医生应重视白血病、转移癌等全身病侵犯至眼部的特征性表现，并学会分析血象及骨髓象结果，避免误诊漏诊。

儿童淋巴瘤发病率约占儿童恶性实体肿瘤的 10%，仅次于中枢神经系统肿瘤[1]。伯基特淋巴瘤是 20 世纪中期由 Denis Burkitt 医生在非洲发现并命名，是儿童最常见的侵袭性成熟 B 细胞淋巴瘤，好发于腹腔，最常累及回盲部组织，眼部是罕见受累部位[2]。眼眶最常见的原发淋巴瘤为黏膜相关淋巴组织（MALT）淋巴瘤，是起源于黏膜相关淋巴组织的 B 细胞淋巴瘤，低度恶性，多见于老年人，胃是最好发部位。本例虽然不是眼眶常见的淋巴瘤，但却是儿童时期较为常见的淋巴瘤。头颈部其他常见的 B 细胞淋巴瘤还有弥漫性大 B 细胞淋巴瘤、套细胞淋巴瘤、小淋巴细胞样淋巴瘤、淋巴浆细胞淋巴瘤和浆细胞瘤等；最常见的 T 细胞为结外 NK/T 细胞淋巴瘤。

1976 年伯基特淋巴瘤的白血病阶段被归为急性淋巴细胞白血病。段彦龙[3]报道 26 例儿童伯基特白血病患者，16 例（62%）初诊时合并颌面部肿物，较普通急性淋巴细胞白血病起病快、病程急、病情重。伯基特淋巴瘤肿瘤细胞具有倍增时间短（24 ~48 小时）、高增生指数，以结外浸润为主要表现，具有高增生率和相应的细胞高自发凋亡率的特点。因此，临床遇到腹腔和（或）颌面部肿物，血生化检查提示乳酸脱氢酶及尿酸明显增高患儿，临床需考虑伯基特淋巴瘤[3]，应尽早行多部位骨髓及细胞免疫学检查协助尽快诊断，又可以避免接受有创活体组织学病理检查，减少对患儿的伤害。累及眼眶的伯基特淋巴瘤虽少见，但治疗方案与发生在身体其他部位的一致，并应由具有资质的儿童化疗专家完成，序贯给予 COP - COPADM1 - COPADM2 - CYVE1 - CYVE2 - M_1 - M_2 - M_3 - M_4 的化疗方案是公认的治疗方法。及时诊断并进行高强度联合化疗，其治愈率可达 90%[4,5]。

（王　毅）

参考文献

[1] 鲍萍萍，李凯，吴春晓，等 . 2002—2010 年上海市户籍儿童恶性实体肿瘤发病特征和变化趋势分析 . 中华儿科杂志，2013，51（4）：288 -294

[2] Swerdlow SH, Campo E, Harris NL, et al. World Health Orgnizationclassification of tumors of hematopoietic and lymphoidtissues. Lyon：IARC Press，2008，262 -266

[3] 段彦龙，金玲，杨菁，等 . 儿童伯基特白血病 26 例临床分析 . 首都医科大学学报，2016，37（2）：141 -147

[4] 黄慧，徐红艳，杨文萍，等 . 儿童伯基特淋巴瘤 29 例临床病理分析 . 临床与实验病理学杂志，2014，30（2）：216 -217

[5] 黄慧，黄传生，刘志良，等 . 儿童伯基特淋巴瘤的预后影响因素初步研究 . 实用癌症杂志，2015，30（8）：1143 -1145

病例 8　儿童眼眶 trapdoor 骨折

一、病例简介

患儿，男，5 岁，主因“左眶周磕伤后家长发现眼球运动受限伴恶心呕吐 3 天”就诊。

现病史：3 天前患儿在幼儿园玩耍时不慎被桌角磕伤左眼下方，伤后出现恶心呕吐，就诊当地医院急诊科，怀疑“脑震荡”，拍摄头颅 CT 未见明显异常，遂回家休息。后家长发现患儿左眼上下转动受限，为进一步诊治就诊于我院眼科。

既往史、个人史及家族史无特殊。

眼部检查：双眼视力 1.0。左眼下睑近内眦部皮肤小片状淤血斑，无明显眼睑水肿。左眼眼位正，上、下转动受限，内、外转动到位（病例 8 图 1）。无上睑下垂，无球结膜淤血或水肿。眶压（ - ），无眼球突出或凹陷。牵拉下直肌有明显阻力。双眼角膜透明，前房深，瞳孔等大等圆，直径 3mm，对光反射灵敏，晶状体透明，眼底未见异常。眼眶 CT 显示左眼眶下壁裂隙状骨折，左眼下直肌肌腹部部分嵌塞于骨折裂隙中（病例 8 图 2）。

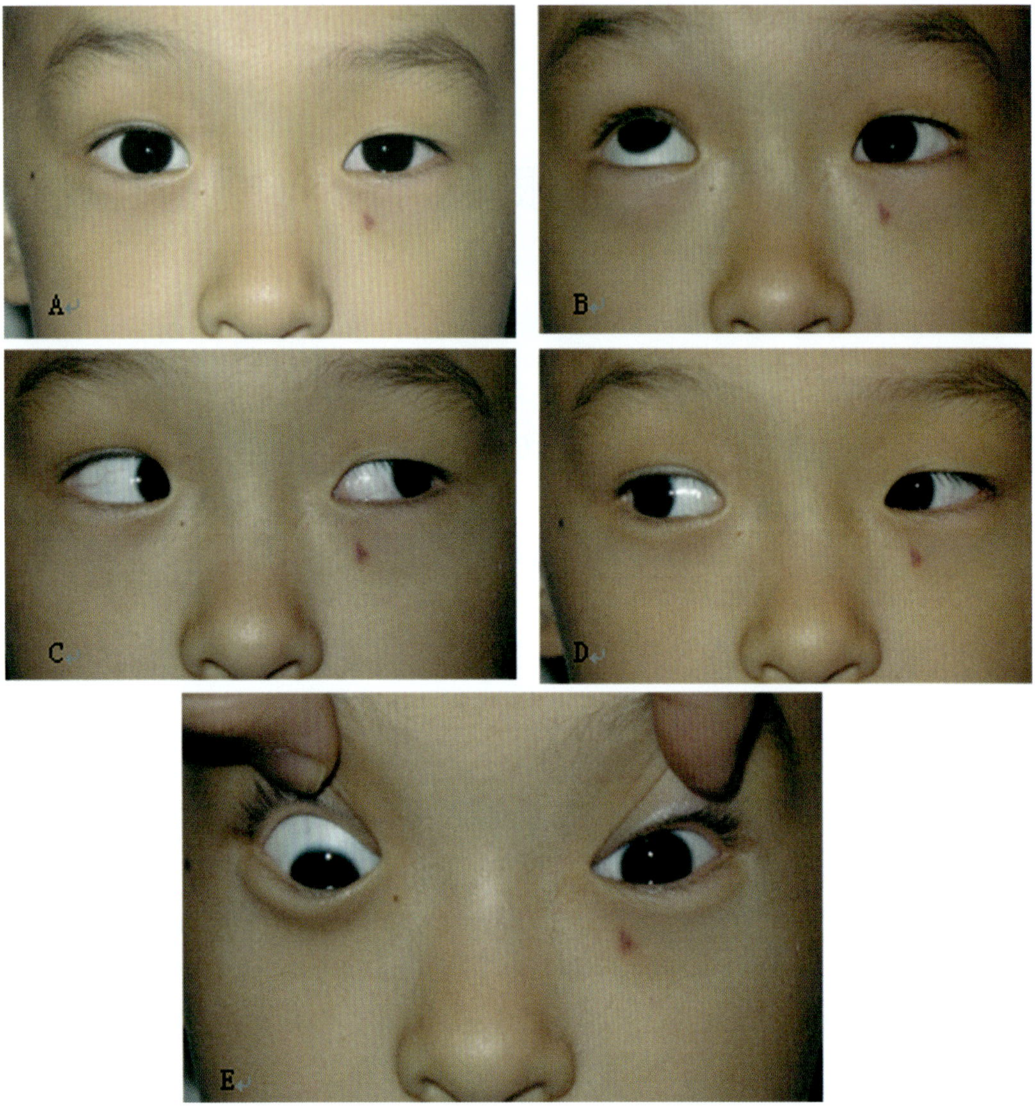

病例 8 图 1　A ~ E 外观像

注：患儿左下睑皮肤小片淤血斑，眼位正，上下转动受限，其余方向转动到位

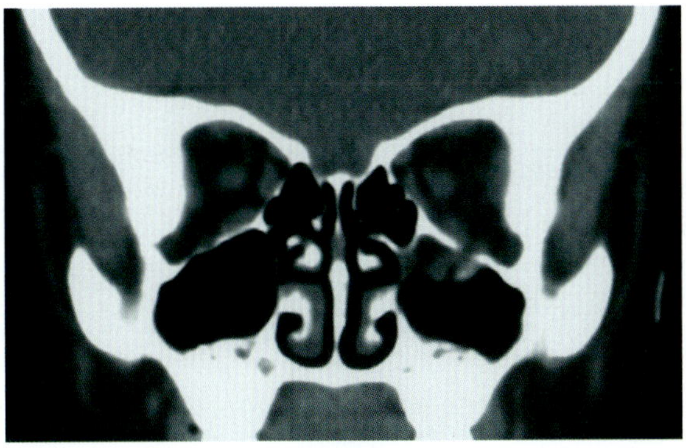

病例 8 图 2　眼眶冠状位 CT

注：左眼眶下壁 trapdoor 骨折，部分下直肌嵌塞于骨折裂隙

二、诊断

1. 左眼眶下壁 trapdoor 骨折。
2. 左眼下直肌嵌塞。

三、治疗

入院后完善全麻术前准备，急诊行左眼眶骨折修复及下直肌松解术。以下睑结膜入路，分离至眶下缘后向眶底探查，见裂隙状骨折位于眶下神经沟内侧，下直肌的肌腹部嵌塞在骨折缝隙中。扩大骨折的范围，松解下直肌，将下直肌全程充分游离并还纳眶内。牵拉下直肌无阻力后，植入适当大小的可吸收修复材料重建眼眶下壁（病例 8 图 3）。术后 6 个月复查，眼球各方向运动到位，眼位正（病例 8 图 4）。磁共振检查显示下直肌复位良好，眼眶下壁连续，形态正常（病例 8 图 5）。

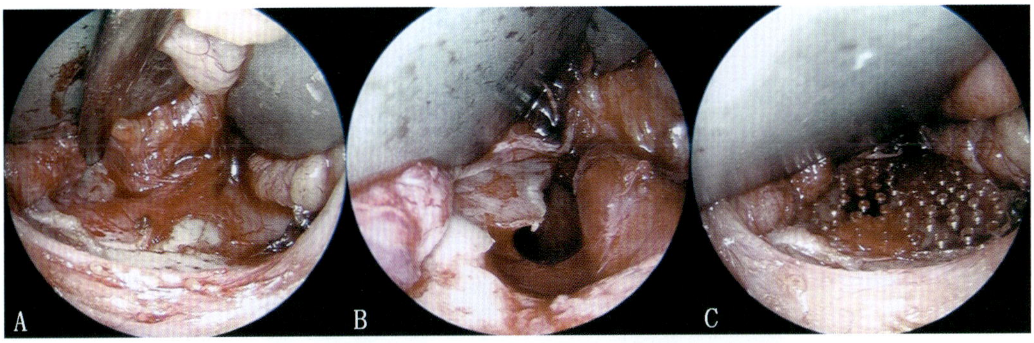

病例 8 图 3　植入可吸收修复材料重建眼眶下壁

注：A 示术中见下直肌嵌塞在骨折裂隙中；B 示将下直肌完全从骨折裂隙中分离出来，充分暴露骨折裂隙；C 示可吸收材料修复眼眶下壁，封闭眼眶下壁骨折裂隙

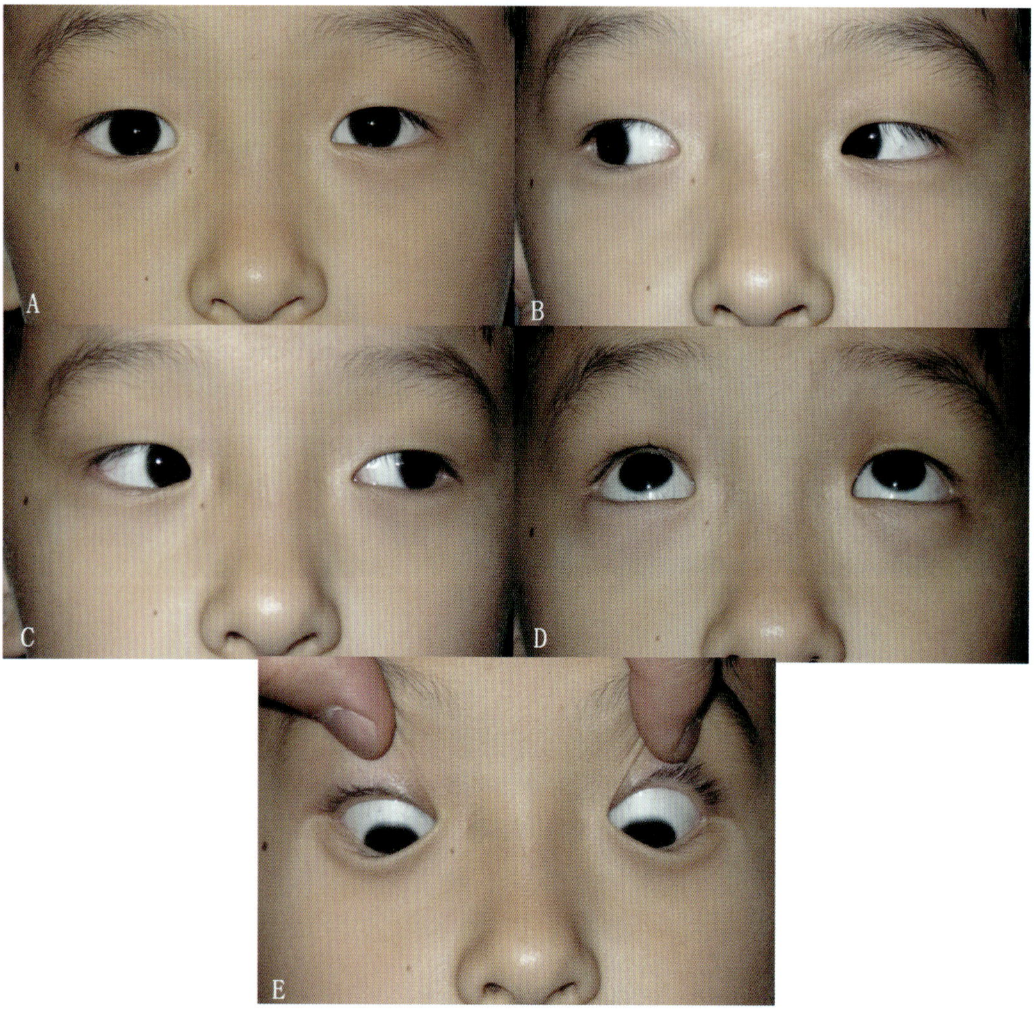

病例8 图4　A ~ E 术后6个月复查显示眼球各方向运动到位

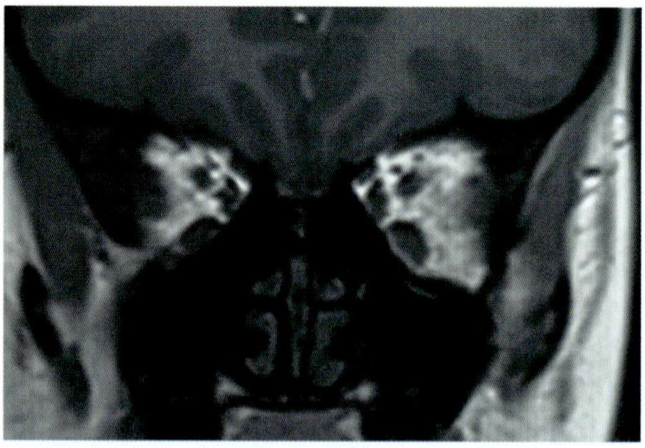

病例8 图5　术后6个月冠状位磁共振 T_1 像

注：左眶下壁连续，形态正常，下直肌复位良好

四、病例分析

trapdoor骨折又称“活瓣状”骨折、裂隙状骨折，主要发生在儿童和青少年时期，常导致严重的眼外肌嵌塞，是需要急诊处理的眼眶骨折[1]。发生机制为：儿童时期的眶壁柔软，弹性大，骨壁发生爆裂时表现为青枝骨折，即骨折裂隙在眶内压增高的瞬间向外爆裂，此时伴随着眼外肌等软组织的外疝，随后骨折的骨壁迅速回弹并关闭裂隙，而眼外肌被夹持在裂隙中。这种骨折最好发生在眶下神经沟内侧，因为此处是下壁最薄弱的部位，下直肌常被嵌塞其中，眼球上转时下直肌无法放松，临床即表现为上转受限。另外，下直肌的嵌塞也会削弱收缩功能，出现眼球下转不到位。眶内壁也可发生同机制的骨折，导致内直肌嵌塞，主要见于成人。骨折缝隙夹持眼外肌可导致肌肉的缺血坏死和瘢痕化，时间越久肌肉损伤越难以修复，因此应尽早诊断与手术松解。

这种骨折危害严重，但易误诊漏诊，原因有以下几方面：①这种外伤作用力不大，外观平静，缺乏常见的眼部水肿、淤血斑或创伤反应，无眼球凹陷，偶有眼睑或结膜下少量淤血斑，故又称“白眼骨折”[2]，对于不了解眼眶骨折的医生具有一定迷惑性；②眼外肌的嵌塞常导致眼心反射，出现恶心和呕吐等刺激症状，结合头部外伤病史，常被误诊为“脑震荡”；③习惯上，头部外伤常拍摄水平位CT观察头颅内是否有出血或水肿，但水平位CT无法显示下壁骨折。眼眶冠状位CT是显示这种骨折的最佳方法，但如果骨折裂隙微小，也常被漏诊；④这种骨折常发生在儿童，因患儿语言表达能力差，常无法清晰表述复视等症状，病程长者可出现代偿头位。

正确的诊断应包括以下几方面：①眼部外伤史；②伤后眼外肌伸展和收缩运动均发生障碍，部分轻症患者仅出现伸展障碍；③眼眶冠状位CT显示眼外肌部分或全部嵌塞于骨折裂隙中，部分仅有肌外膜或肌肉周边脂肪嵌塞于骨折裂隙中；④被动牵拉试验阳性，但儿童患者多不能耐受该检查。如果具备以上几点，应尽快手术治疗[3]。手术要点是充分松解嵌塞的眼外肌并还纳眼眶，但强行分离嵌塞的肌肉易造成断裂。为避免医源性损伤，可适当扩大骨折裂隙。此外，应游离出全程的眼外肌，遗留部分肌肉于骨折裂隙，是术后眼球运动受限不缓解的主要原因。由于儿童尚处于生长发育阶段，建议使用可吸收材料修复眶壁骨折，1.5~2年后降解为水和二氧化碳，最终被人体代谢。而纤维瘢痕组织此时已完成重建眶壁的工作。

一般而言，手术如果充分解决了肌肉的嵌塞，术后肌肉的伸展功能会迅速恢复正常，但主动收缩功能尚需要 1 ~3 个月恢复。手术效果主要取决于嵌塞于骨折裂隙中肌肉的多少和嵌塞的时间[4]。肌肉全部嵌塞于骨折裂隙，病程超过 1 周，提示预后较差。缺血坏死导致肌肉中形成的瘢痕组织和与周围软组织的粘连导致术后眼球运动改善不佳[5]。相反，只有脂肪或肌外膜嵌塞，伤后 1 ~2 天就接受手术治疗，一般不残留后遗症。

本例患儿部分下直肌嵌塞于骨折裂隙中，虽起初怀疑“脑震荡”，但还是得到了及时正确的救治，因此术后眼球运动功能完全恢复。trapdoor 骨折是儿童时期最常见的眼眶骨折，危害严重，但正确救治则预后良好，因此应引起眼科医生高度重视。

（王　毅）

参 考 文 献

[1] Bansagi ZC, Meyer DR. Internal orbital fractures in the pediatric age group: characterization and management. Ophthalmology, 2000, 107(5): 829 -836

[2] Jordan DR, Allen LH, White J, et al. Intervention within days for some orbital floor fractures: the white -eyed blowout. Ophthal Plast Reconstr Surg, 1998, 14(6): 379 -390

[3] Dutton JJ. Management of blow -out fractures of the orbitalfloor(Editorial). Surv Opthalmol, 1991, 35: 279 -280

[4] Carroll SC, Ng SG. Outcomes of orbital blowout fracture surgery in children and adolescents. Br J Ophthalmol, 2010, 94(6): 736 -739

[5] Cope MR, Moos KF, Speculand B. Does diplopia persist after blow -out fractures of the orbital floor in children? Br J Oral Maxillofac Surg, 1999, 37(1): 46 -51

病例9　甲状腺相关眼病继发双眼压迫性视神经病变

一、病例简介

患者，男，43岁，因“甲状腺功能亢进1年，双眼视力下降6个月”就诊。

现病史：患者1年前出现双眼胀痛，不适，无眼红，无视力下降，当地内分泌科查甲功，发现甲状腺功能亢进，诊断Graves病，给予抗甲状腺药物“赛治（甲巯咪唑）”治疗（具体用法不详）后甲功逐渐降至正常。6个月前发现双眼视力进行性下降，无明显眼球突出，当地医院给予“甲泼尼松”冲击治疗无明显好转（每天1g，共3天），为进一步诊治转诊就诊于我院。

既往史、个人史与家族史均无特殊。

眼部检查：矫正视力：右眼0.2，左眼0.02。双眼上、下睑轻水肿，无充血，无上睑退缩，无上睑迟落征，双下睑轻退缩，球结膜无充血或水肿，泪阜轻充血（病例9图1）。眼球各方向运动不到位。眼球突出度：右眼16mm，左眼17mm。指试双眶压（+++）（注：压迫眼球，感受球后的对抗阻力，阻力如额头为+++，如鼻尖为++，如口唇+）。双眼角膜透明，Kp（-），前房深，房闪（-），晶状体透明，虹膜无前后粘连，瞳孔等大等圆，直径约3mm。右眼直接光反射、间接光反射存在，左眼直接光反射迟钝，间接光反射存在。双眼眼底：未见明显异常。双眼眼压正常。眼眶轴位CT（病例9图2）：双眼内直肌增粗，以左眼为重，左眼外直肌增粗；双眼眶尖部拥挤，视神经受压明显；双侧筛骨纸样板受压变形，以左侧为重，呈“可乐瓶”征。眼眶冠状位CT（病例9图3）：左眼四条直肌明显增粗，右眼上、内、下直肌增粗。色觉检查显示右眼色弱，左眼色盲。视野（病例9图4A和病例9图4B）：双眼颞上及下方视野缺损。

二、诊断

1. 双眼甲状腺相关眼病。
2. 双眼压迫性视神经病变。

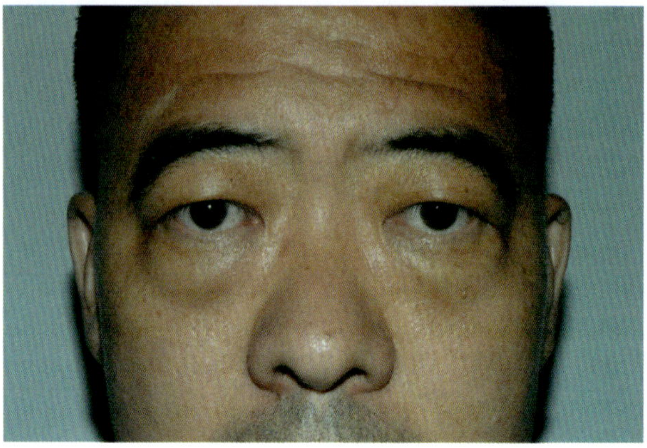

病例 9 图 1　术前双眼外观像

注：上下睑轻度水肿，无眼睑征，泪阜轻充血

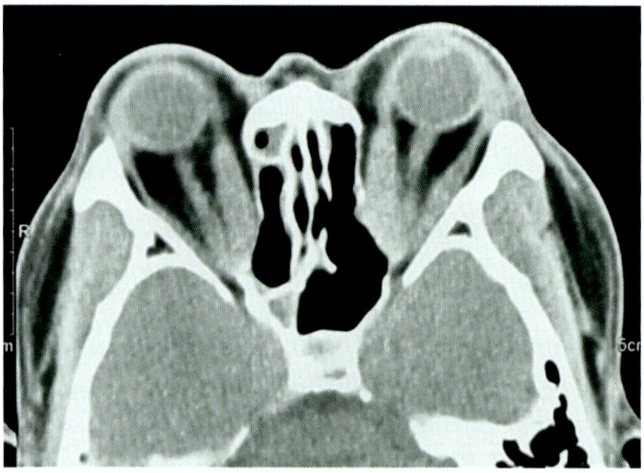

病例 9 图 2　轴位 CT

注：双眼内直肌增粗，以左眼为重，左眼外直肌增粗。双眼眶尖部拥挤，视神经受压明显。双侧筛骨纸样板受压变形，以左侧为重，呈“可乐瓶”征

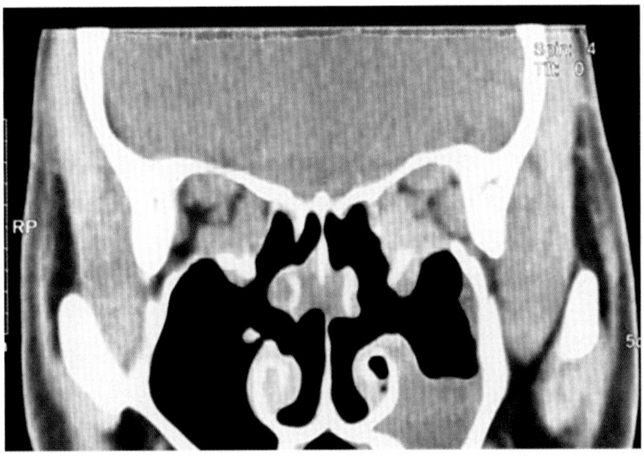

病例 9 图 3　冠状位 CT

注：左眼四条直肌明显增粗，右眼上、内、下直肌增粗

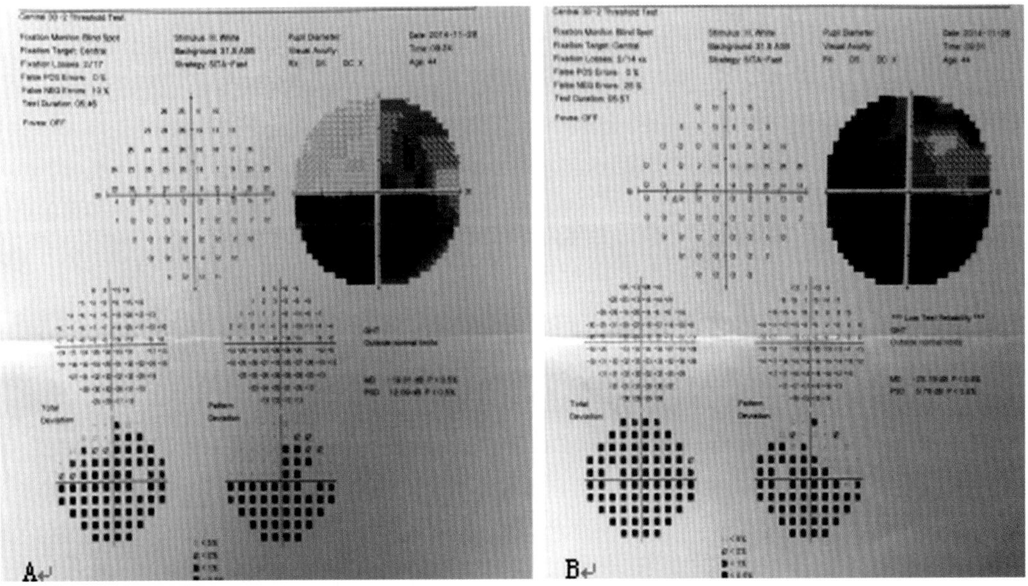

病例 9 图 4　A 示右眼颞上及下方视野缺损；B 示左眼颞上及下方视野缺损

三、治疗

入院后复查甲功在正常范围，完善术前准备后全麻下行左眼眶最大化眼眶减压术，术中切除眼眶外侧壁至眶上裂，切除眼眶内壁及部分下壁，实现最大程度的眶腔扩大和压力释放。术后 1 个月恢复良好，行右眼同术式手术治疗。术后未给予长期糖皮质激素口服。随访矫正视力：右眼 1.0，左眼 0.8。双上睑皮肤松弛，球结膜及泪阜结膜无充血水肿(病例 9 图 5)。眼球各方向

运动较术前改善。双眼直、间接对光反射存在，双眶压(－)。眼球突出度：右眼13mm，左眼13mm。随访CT(病例9图6、病例9图7)显示双眼内、下、外壁减压充分，眶尖拥挤消失。色觉正常。视野(病例9图8A和病例9图8B)：右眼未见异常，左眼中心暗点。

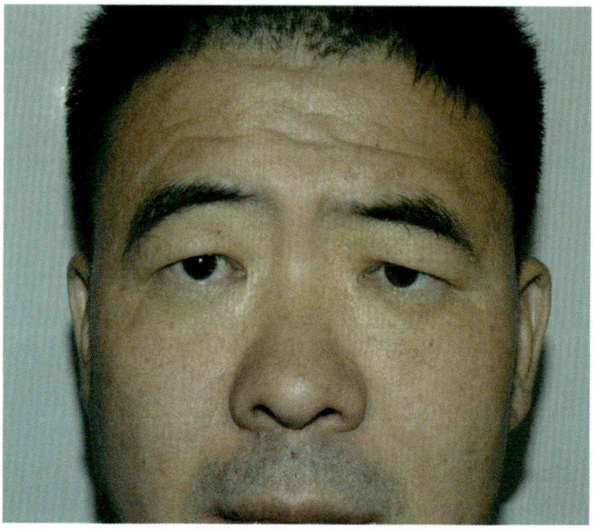

病例9图5　术后半年双眼外观像显示上睑皮肤松弛

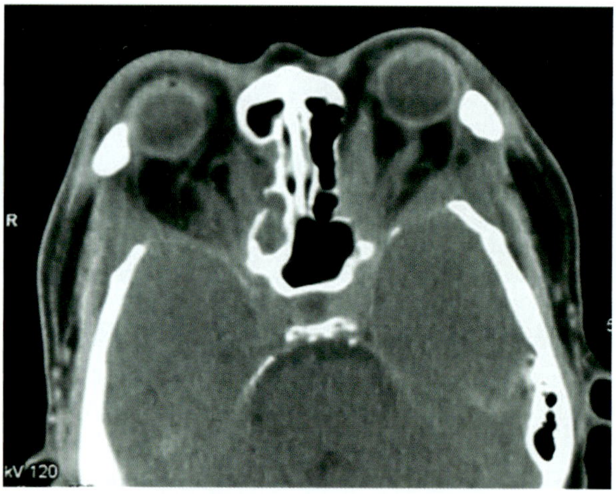

病例9图6　轴位CT

注：轴位CT显示双眶内、外壁减压，眶尖拥挤消失

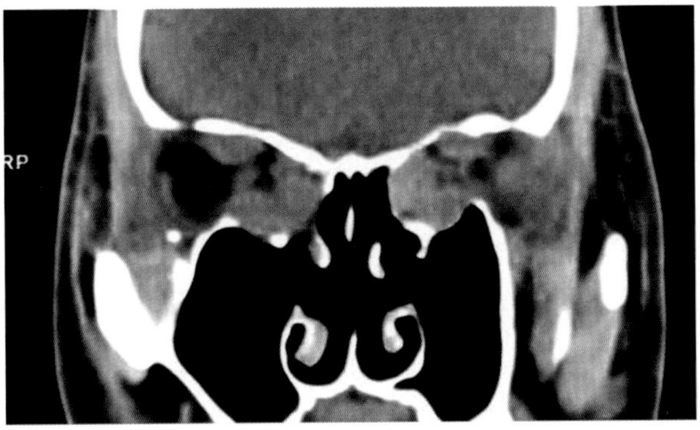

病例 9 图 7　轴位 CT 显示双眶内、外壁减压，眶尖拥挤消失

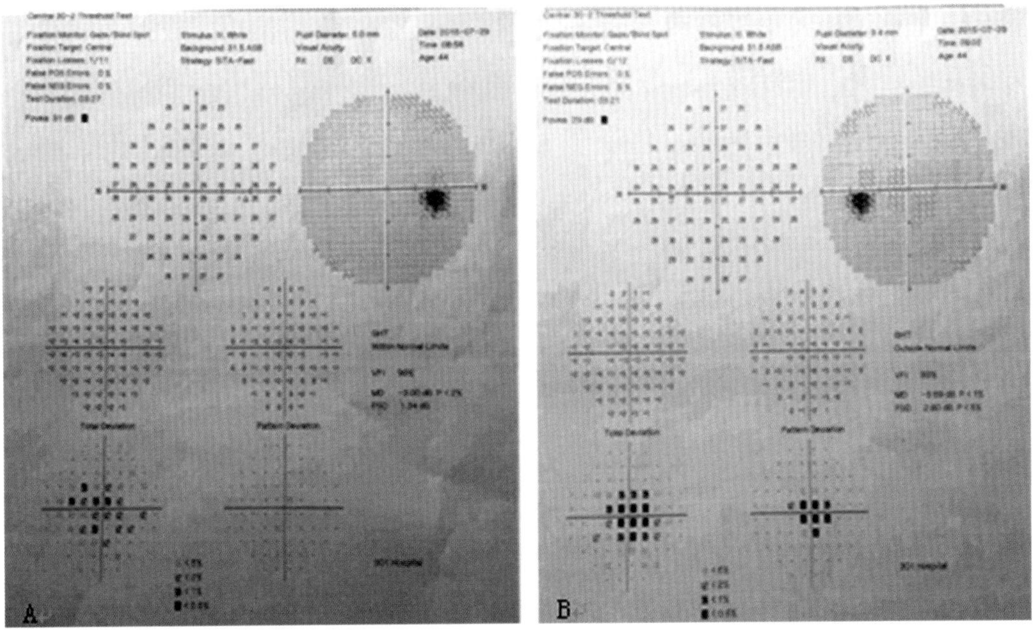

病例 9 图 8　A 示右眼视野未见异常；B 示左眼视野显示中心暗点

四、病例分析

甲状腺相关眼病（thyroid associated ophthalmopathy，TAO）最严重的并发症为压迫性视神经病变（compressive optic neuropathy，CON），也称为甲状腺功能障碍性视神经病变（dysthyroid optic neuropathy，DON），发生比例 5% ~ 10%，有致盲风险[1]。老年、男性、吸烟及放射性碘治疗、甲状腺功能低下都是 DON 的高危因素。欧洲甲状腺相关眼病协作组（EUGOGO）将 DON 归入危及视力的严重 TAO。本例患者甲亢病史确切，视力下降明显，影像学可见眶

尖部增粗的眼外肌压迫视神经，“可乐瓶”征明显。该征象提示眶尖部受压时间长且压力大。诊断 DON 的其他方法包括：色觉、视野和视觉电生理检查。需要强调的是，DON 和眼球突出、结膜充血水肿没有必然联系，视盘水肿也不是常见体征。外观平静的 DON 非常具有迷惑性，容易误诊漏诊。DON 也不一定发生在 TAO 的活动期，活动期 DON 对于激素冲击治疗有一定效果，静止期则无效。所以，EUGOGO 推荐的 DON 一经诊断应给予甲强龙冲击治疗（1g×3d），2 周内如无效应尽快行眼眶减压术抢救视力[2]。本例患者诊断确切，外院甲强龙冲击治疗无效，眼眶减压手术指证确切。

临床上，很多内分泌医生和眼科医生不了解眼眶减压手术的指证和手术效果，在发生视力下降时或诊断不清，或反复激素冲击治疗，或推荐放射治疗，最终延误了治疗时机。激素冲击治疗和放射治疗适用于炎症活动期导致的充血水肿和视神经压迫，在抑制了炎症活动后视神经压迫能够得到缓解。但由于效果不能持久，多在治疗停止后炎症反应反复发作，导致 DON 进展。因此，在 CAS 评分低于 3 分或保守治疗无效时，说明增粗的眼外肌已进入纤维化阶段，应积极手术治疗。眼眶减压手术的指征包括[3]：①DON；②暴露性角膜溃疡；③改善眼球突出的外观；④激素治疗无效的充血性病变；⑤存在激素使用禁忌证者，比如：肝功能异常、心脑血管意外等；⑥激素治疗无效或产生抵抗，或产生严重不良反应；⑦与眶压升高相关的眼压升高。

眼眶减压术分骨性减压和脂肪减压两种。前者又根据骨壁切除的范围有多种术式。手术通过切除外壁、下壁和内壁使扩大眶腔，继而眶尖挤压视神经的眼外肌能够向外释放，最终实现缓解视神经的压迫，改善神经节细胞的轴浆运输和血液供应。因此，减压效果越充分，视功能改善的效果越好[4]，换言之，三壁要比两壁减压效果好[5]。内、下壁由于骨壁菲薄，减压手术难度小，是最常采用的减压部位。随着高速磨钻及放大照明系统的应用，深外壁减压成为可能，目前最先进的外壁减压技术可深至眶上裂，可实现最大限度的眶尖压力释放[6]。因此深外壁、下、内壁减压又被称为最大化减压术。本例 DON 即采用该术式，随访结果证明手术安全且有效，外观无明显手术瘢痕。

本例患者通过最大化的眼眶减压术恢复了视力、视野和色觉，是治疗正确和及时的成功典范。目前研究显示，术后视力提高的程度与病程成负相关，因此及时诊断和治疗非常重要[7]。病程拖延越长，视神经节细胞发生不可逆坏死的越多，视力恢复概率越低。临床上，在 3 个月内得到救治的 DON 视力恢复概率较大，超过 1 年则难以恢复。研究还显示，术后视力和术前残留的视力也成正相关，其机制不难理解，术前残存有功能的视神经节细胞数量越多，术后视力恢复的越好。因此应避免拖延至视力极差时才采用手术治疗。本例术后右眼视力明显好于左眼，也说明了这一规律。

（王　毅）

参考文献

[1] Bartalena L, Tanda ML. Graves' ophthalmopathy. N Engl J Med, 2009, 360: 994 – 1001

[2] Luigi Bartalena, Lelio Baldeschi, Kostas Boboridis, et al. The 2016 European Thyroid Association/European Group on Graves' orbitopathyguidelines for themanagement of Graves' orbitopathy. Eur Thyroid J, 2016, 5: 9 – 26

[3] 王毅，等．改良眼眶减压术治疗重度甲状腺相关眼病的疗效观察．中华眼科杂志，2013, 49(3): 242 – 249

[4] Choe CH, Cho RI, Elner VM. Comparison of lateral and medial orbital decompressionfor the treatment of compressive optic neuropathy in thyroid eye disease. Ophthal Plast Reconstr Surg, 2011, 27: 4 – 11

[5] Safak Korkmaz, Onur Konuk. Surgical Treatment of dysthyroid optic neuropathy: long – term visual outcomes with comparison of 2 – wall versus 3 – wall orbital decompression. Current Eye Research, 2016, 41(2): 159 – 164

[6] Chang EL, Piva AP. Temporal fossa orbital decompression for treatment of disfiguring thyroid – relatedorbitopathy. Ophthalmology, 2008, 115: 1613 – 1619

[7] Mi(s)kiewicz P, Rutkowska B, Jabłońska A, et al. Complete recovery of visual acuity as the main goal of treatment in patients with dysthyroid optic neuropathy. Endokrynol Pol, 2016, 67(2): 166 – 173

病例 10　颅内蔓延的视神经胶质瘤

一、病例简介

患儿，男，11 岁，因“左眼视力下降 1 年”就诊。

现病史：患儿 1 年前发现左眼视力逐渐下降，未予重视，1 个月前拍摄眼眶 CT 及磁共振，发现左眼眶内肿瘤，遂就诊于我院。

既往史、个人史、家族史无特殊。

眼部检查：左眼视力 0.1，矫正不能提高，眼压 Tn。指试眶压(+)。左眼无上睑下垂。眼位正，眼球各方向运动到位，眼球轴位突出，较对侧眼突出 3mm。左眼眼睑、结膜无充血，余眼前节检查无明显异常。眼底：视盘边界清，色稍淡。右眼未见异常。CT 扫描可见左眼眶内段视神经呈梭形增粗，前段稍细，稍迂曲。增粗的视神经边界清，均质，视神经管增粗(病例 10 图 1)。磁共振显示增粗的视神经在 T_1 加权像呈中低信号，T_2 加权像呈中高信号，管内段视神经增粗，信号与眶内段相同。增强扫描显示视神经肿瘤增强明显，强化均匀，颅内鞍上可见颅内段视神经呈片状增强，提示肿瘤颅内蔓延，但未累及视交叉(病例 10 图 2)。

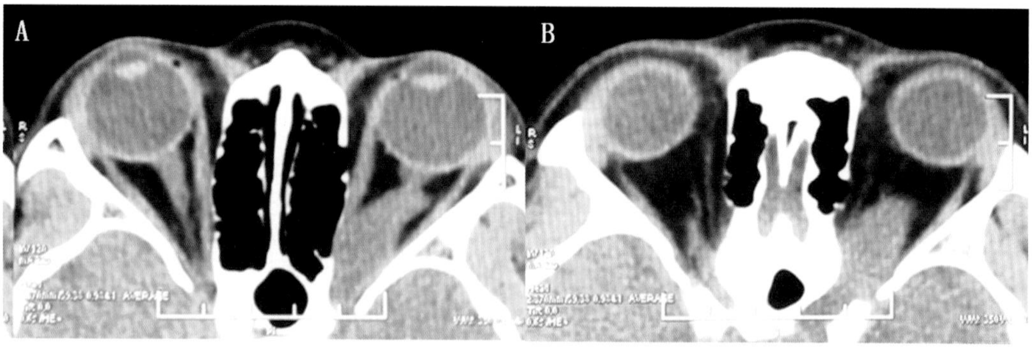

病例 10 图 1　轴位 CT

注：A 示左侧视神经梭形增粗，边界清，均质，前端变细，眶尖部膨大，稍扭曲；B 示视神经管较对侧明显增粗

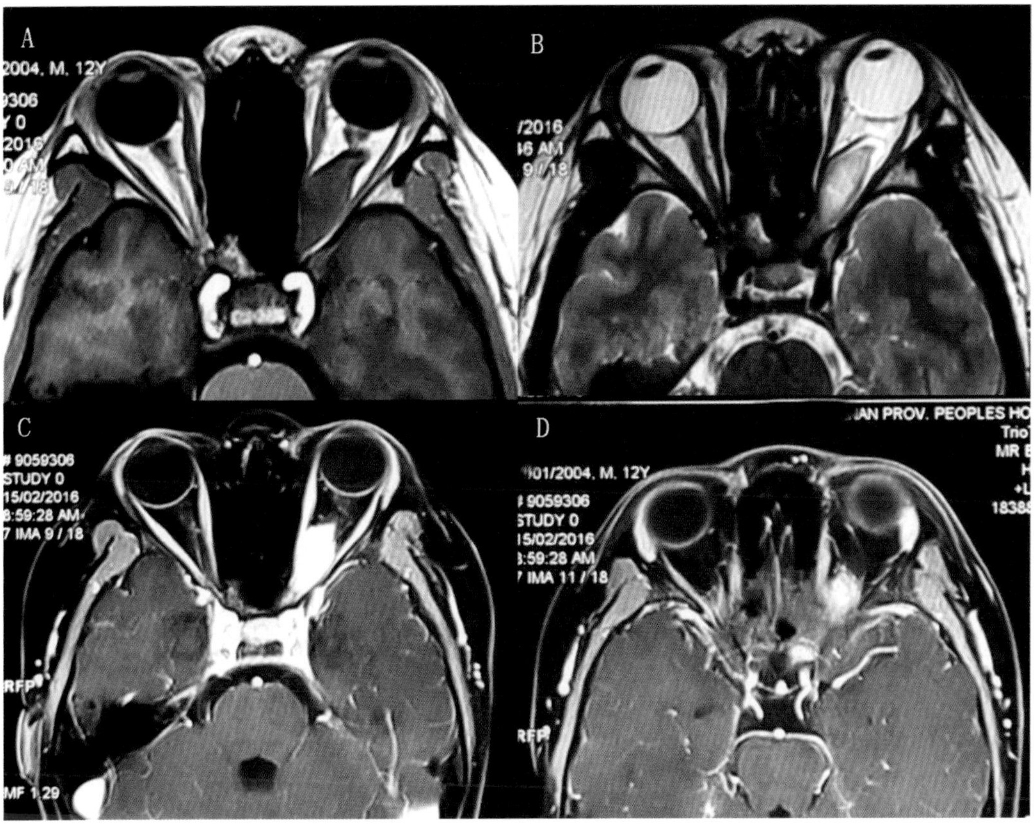

病例 10 图 2　轴位磁共振

注：A 示轴位磁共振 T_1 加权像显示左侧视神经肿瘤呈中信号；B 示轴位磁共振 T_2 加权像显示肿瘤呈高信号；C 示轴位磁共振 T_1 加权像并增强抑脂扫描显示视神经肿瘤增强明显，均匀，视神经前端未见增强；D 示 轴位磁共振 T_1 加权像并增强抑脂扫描显示颅内段视神经增粗，明显增强

二、诊断

1. 左眼视神经肿瘤颅内蔓延（视神经胶质瘤）。
2. 左眼弱视。

三、治疗

入院后与患儿家长充分沟通病情以及预后，家长放弃手术治疗方案，采用 SGS－Ⅱ型伽马射线治疗系统，以 70% 等剂量曲线包绕肿瘤，处方剂量为 DT 20Gy/10Fx（分 10 天给予 20Gy 的伽马射线照射剂量），休息 1 个月后再给予相同处方剂量，总剂量 40Gy（病例 10 图 3）。半年后复查，视力 1.0，眼底检查：左眼视盘颜色稍淡，同治疗前，左眼视野检查基本正常(病例 10 图 4)。磁共振显示视神经肿瘤体积缩小 50% 以上，增强区域缩小 80% 以上，颅内段肿瘤消失(病例 10 图 5)。

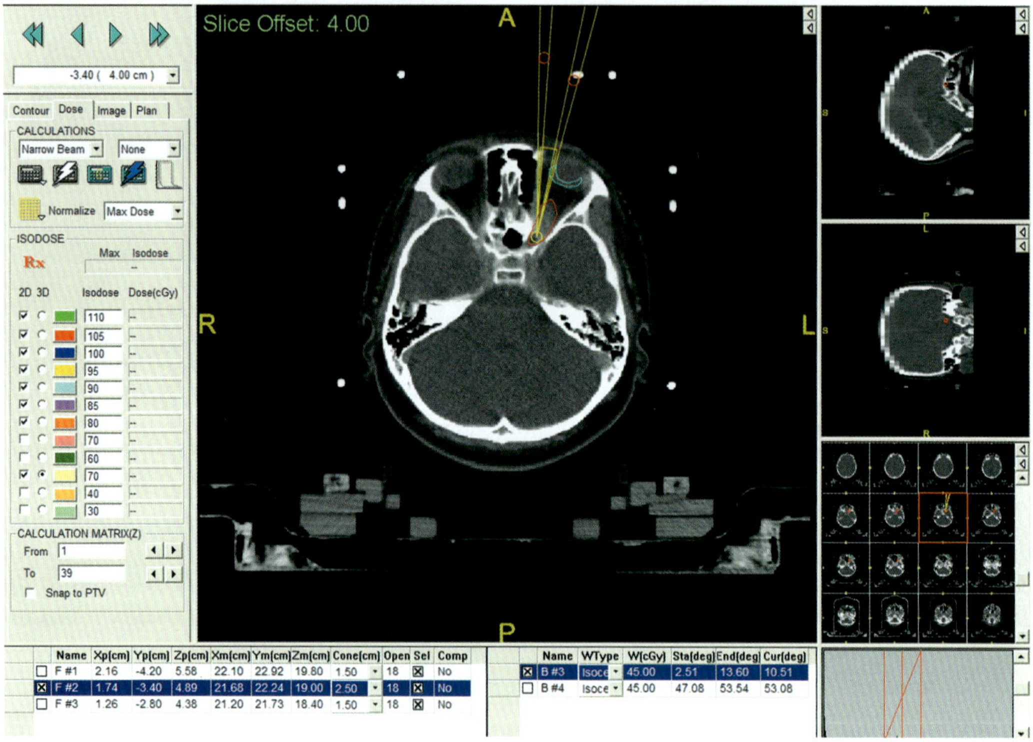

病例 10 图 3　SGS－Ⅱ伽马刀治疗系统勾画照射靶点和剂量分布

注：经过精确计算的伽马射线能够避让开眼球并聚焦到肿瘤

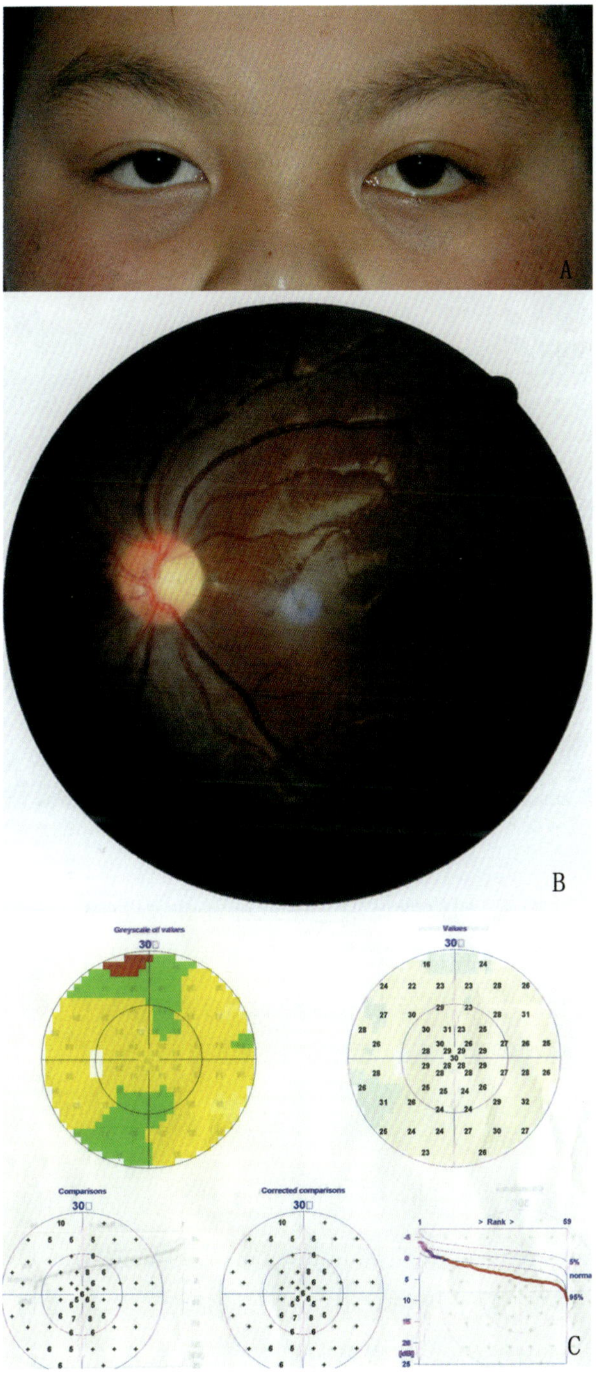

病例 10 图 4　伽马刀治疗后

注：A 示伽马刀治疗后外观像，左眼轻微突出；B 示伽马刀治疗的左眼眼底照片显示基本正常；C 示伽马刀治疗后视野检查基本正常

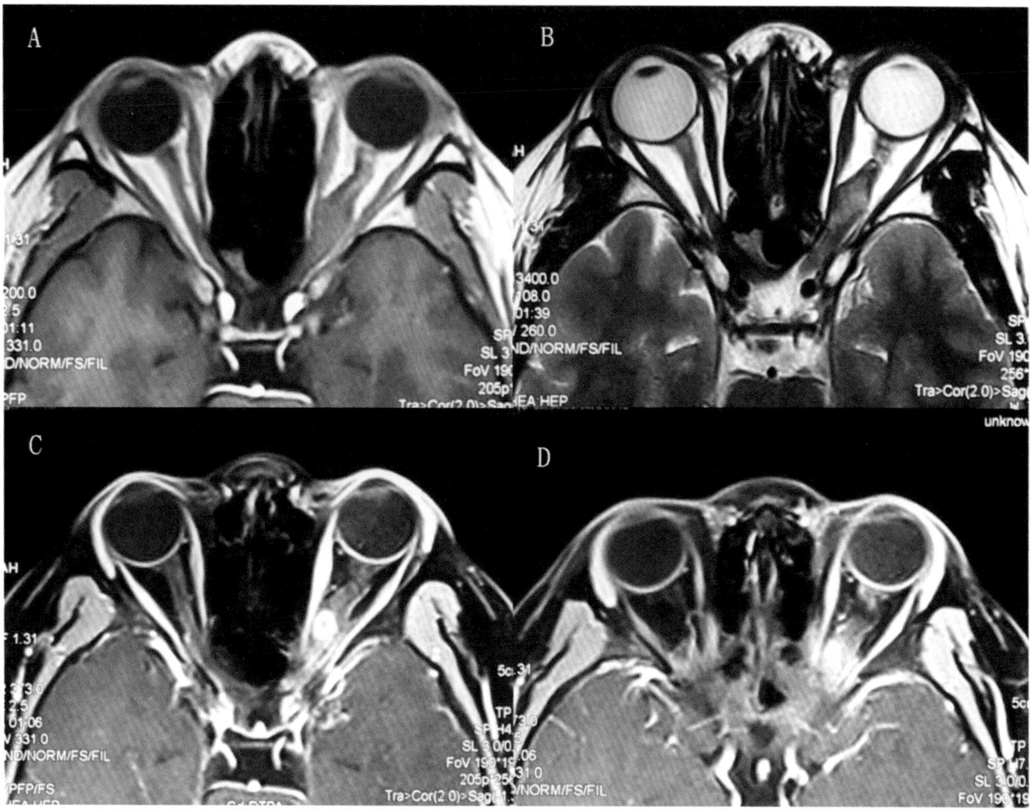

病例 10 图 5　轴位磁共振

注：A 示轴位磁共振 T_1 加权像显示左侧视神经肿瘤明显变细；B 示轴位磁共振 T_2 加权像显示肿瘤信号较治疗前减低；C 示轴位磁共振 T_1 加权像并增强抑脂扫描显示视神经肿瘤增强范围明显缩小，前 1/2 段视神经无增强；D 示轴位磁共振 T_1 加权像并增强抑脂扫描显示颅内段视神经无增粗，无增强

四、病例分析

胶质瘤在颅内属于恶性肿瘤，常因生长快，浸润脑组织，导致严重的脑水肿和脑疝而致命。视神经胶质瘤是比较常见的视神经肿瘤，多发生在 10 岁以内的儿童时期，它起源于视神经内的胶质细胞，多数为 Ⅰ 级星形细胞胶质瘤，为良性肿瘤，增生缓慢。视神经胶质瘤虽少有致命，但严重损害视力，且有颅内蔓延的侵袭趋势，可通过视交叉累及对侧视路，占所有儿童颅内肿瘤的 3% ~5%[1]。

视神经胶质瘤的诊断主要依靠临床体征和影像学，而非病理诊断。因为获取病理标本的手术必然导致视力丧失。所以，做出正确的临床诊断，尽可能保留视功能是该病的诊治原则。视神经胶质瘤的临床表现为：儿童时期起病，逐渐出现单侧眼球突出和视力下降，眼底可见到视盘水肿和苍白。偶见双侧。由于患儿不能清晰表述视力变化，常在眼球突出明显时才就诊。肿瘤巨大者，可出现眼球偏斜。6%～20%合并有Ⅰ型神经纤维瘤病的体征，比如皮肤的软性肿物和色素咖啡斑。CT 扫描可见视神经呈球形、梭形、圆锥形或柱状膨大，边缘光滑锐利，如内部出现囊变，可见密度稍低的区域。如肿瘤蔓延至视神经管，长期慢性的压迫可致骨性视神经管增粗，见到此征象，必须行磁共振检查，明确肿瘤是否有颅内蔓延。磁共振检查 T_1 加权像肿瘤呈中低信号，T_2 加权像呈中高信号，如有广泛囊变或出血，则信号升高明显。肿瘤的实体性成分在增强扫描下呈现明显增强，而液化或黏液变性成分则不增强。如有肿瘤颅内蔓延可见颅内段视神经增强影。视神经胶质瘤易与视神经鞘脑膜瘤混淆，主要鉴别点为：脑膜瘤多发生在成人，视盘睫状血管常见，视神经增粗的形态有梭形、柱状、球形等，晚期常充满眶尖，边缘毛糙。增强的 CT 或磁共振常可见视神经鞘膜明显增强，在轴位片上称之为“车轨征”，具有特异性。肿瘤颅内蔓延后的形态也有差异，脑膜瘤会侵犯鞍上区脑膜，肿瘤堆积成球状，而胶质瘤则沿视神经向视路蔓延。综上所述，本例患儿具有视神经胶质瘤的典型发病年龄、临床特征和影像学表现，做出正确的临床诊断不难，而且细心观察，可发现视神经管增宽和颅内段视神经增强，因此应诊断为视神经胶质瘤颅内蔓延。

对于视神经胶质瘤，手术治疗并非首选。多数体积较小，发展缓慢或静止的视神经胶质瘤可以选择定期随诊观察。当保守治疗无效，肿瘤巨大，眼突显著，影响患儿心理发育，或已视力丧失时可选择手术切除病变视神经。如肿瘤已经蔓延至颅内，有危及对侧眼视力的风险时，可选择手术切除眶内及颅内段视神经，也可以仅切除眶内部分，颅内残余肿瘤行放射治疗。本例患儿视力仅有 0.1，且已发生颅内蔓延，理论上可以选择手术治疗。但家属希望给患儿保留视功能的愿望强烈，因此我们首选伽马刀放射治疗。这是一个机遇与风险并存的方案，如果有效，有可能给患儿保留部分视力；如果无效，可能对侧视力也会受损。因此，良好的医患沟通、精心的放疗设计与密切随访十分重要。

伽马刀并不是真正的手术刀，属于一种放射治疗，其全称是立体定向伽马射线放射治疗系统，是一种融现代放射物理、放射生物、医学影像、计算机、智能自动化控制等多门类学科于一体的现代大型高科技医疗设备，它采用放射性元素 ^{60}Co 放射出的 γ 射线以几何聚焦的方式，通过精确的立体定向，将经过规划的一定剂量伽马射线集中照射于肿瘤，以一次性的致死性的剂量摧毁肿瘤组织，以达到和外科手术切除或局部损毁一样的效果。由于射线采用旋转聚焦的方式，使射线经过人体正常组织只受到瞬时、几乎无伤害的照射，并且剂量锐减，因此其治疗照射范围与正常组织界限非常明显，边缘整齐如手术刀切割一样，因而，人们形象地称之为伽马刀。

视神经肿瘤的特点是有功能的神经纤维被包绕在肿瘤之中，如果一次照射剂量过大，肿瘤和视力都会受到损毁。SGS－Ⅱ型伽马射线治疗系统能够将总剂量分割为多次小剂量照射，本例的剂量处方为 2Gy×10 次，间隔 1 个月后再补充 2Gy×10 次，总剂量 40Gy，是兼顾杀灭肿瘤和保护视功能的最佳方案，蔓延至颅内的肿瘤也能得到控制。治疗前后的磁共振对比显示肿瘤体积消退 50%，属明显缓解。大多数患者经放射治疗后能够残存一定视力[2]，但此例患儿半年后随访视力能达到 1.0，且视野和眼底检查基本正常，较为少见。这说明该例肿瘤对伽马刀治疗比较敏感，总剂量 40Gy 的小剂量分割照射方案疗效确切，也能够避免视功能损伤。肿瘤消退，解除压迫作用，残余正常神经纤维得以代偿修复，可能是视力提高的原因。

外科医生常规习惯通过手术获取病理结果并实现治疗疾病的目标，但对于视神经肿瘤应格外慎重，草率和盲目的手术不但效果不佳，还会带来严重并发症。另外，伽马刀技术的发展，扩展了放疗的适应证，提高了放疗的安全性。年龄偏小的儿童，无法配合放射治疗，如果有累及视交叉和颅内广泛累及时，还可以采用长春新碱、放线菌素 D 及铂类药物的化学治疗[3]。外科医生应努力丰富治疗手段，制订个性化的治疗方案，实现多学科的联合发展。

（王　毅）

参考文献

[1] Fried I, Tabori U, Tihan T, et al. Optic pathway gliomas: a review. Cnsoncol, 2013, 2(2): 143－159

[2] Merchant TE, Kun LE, Wu S, et al. Phase Ⅱ trial of conformal radiation therapy for pediatriclow – grade glioma. J Clin. Oncol, 2009, 27(22): 3598 –3604

[3] Ater JL, Zhou T, Holmes E, et al. Randomizedstudy of two chemotherapy regimens fortreatment of low – grade glioma in youngchildren: a report from the children's oncology group. J Clin. Oncol, 2012, 30(21): 2641 –2647

病例 11　原发性急性闭角型青光眼

一、病例简介

患者，女，69 岁，因“右眼胀痛伴视力下降 8 天”就诊。

现病史：8 天前患者无明显诱因出现右眼胀痛伴视力下降，伴头痛、恶心、呕吐等不适，无虹视、眼前遮挡感，就诊于当地医院，测眼压右眼大于 60mmHg，诊断为“青光眼”，给予甘露醇 250ml 静脉滴注联合布林佐胺滴眼液 2 次/天、毛果云香碱滴眼液 3 次/天降眼压药物治疗，眼压控制不佳，建议去上级医院治疗。患者为求进一步诊治，就诊于我院眼科。

既往史、个人史、家族史均无特殊。

眼部检查：视力：右眼 HM/30cm，左眼 0.6，眼压：右眼 25.1mmHg（用药情况下），左眼 19.1mmHg（用药情况下）。右眼结膜混合性充血，角膜水肿，色素性 Kp（+），中央前房 2CT，周边前房裂隙状，房闪（+），周边虹膜膨隆，部分后粘连，瞳孔不圆，直径约 5mm（应用毛果云香碱滴眼液后），对光反射消失，晶状体前囊下不规则片状混浊（青光眼斑，病例 11 图 1A），晶状体核混浊，核硬度Ⅱ级，眼底窥不入；左眼角膜透明，中央前房 2CT，周边前房 1/4CT，房闪（－），瞳孔圆，直径约 1.5mm（应用毛果云香碱滴眼液后，病例 11 图 1B），对光反射迟钝，晶状体皮质、核混浊，核硬度Ⅱ级，眼底：视盘边界清，色淡红，C/D＝0.3，视网膜血管走形大致正常，视网膜平伏，黄斑中心凹反光不清。房角镜检查：右眼因角膜水肿未查，左眼房角入口 10°，全周 N4，动态下可见 1/2 功能小梁，色素Ⅰ级。眼部 A 型超声测量眼轴长度：右眼 22.3mm，左眼 22.4mm。角膜内皮细胞计数：右眼角膜水肿无法分析，左眼 2755 个/mm^2。

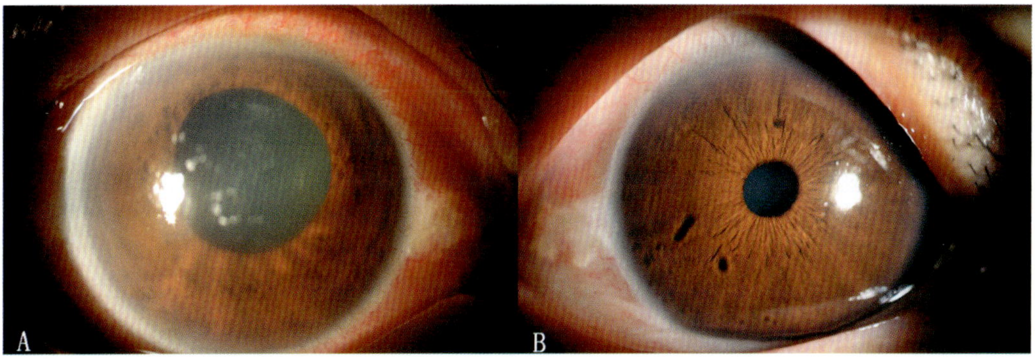

病例 11 图 1　裂隙灯显微镜下照片

注：A 示右眼，结膜混合性充血，角膜水肿，瞳孔不圆，直径约 5mm（应用毛果云香碱滴眼液后），晶状体前囊下不规则片状混浊；B 示左眼，角膜透明，瞳孔圆，直径约 1.5mm（应用毛果云香碱滴眼液后）

二、诊断

1. 双眼急性闭角型青光眼（右眼急性发作期，左眼临床前期）。
2. 双眼年龄相关性白内障。

三、治疗

入院后给予右眼卡替洛尔滴眼液 2 次/天，溴莫尼定滴眼液 2 次/天、布林佐胺滴眼液 2 次/天、毛果云香碱滴眼液 3 次/天控制眼压，同时给予妥布霉素地塞米松滴眼液 3 次/天，地塞米松注射液 2.5mg 球周注射减轻高眼压导致的眼部炎症反应。完善术前检查后在局部麻醉下行右眼复合式小梁切除术。右眼术后第 1 天，视力 0.25，眼压 20mmHg，上方结膜滤过泡弥散，角膜透明，色素性 Kp（+），中央前房 3CT，周边前房 1/3CT，房闪（+），瞳孔不圆，直径 6mm，对光反射消失，虹膜周切口通畅，晶状体混浊，前囊可见青光眼斑，眼底模糊见视网膜平伏。右眼术后第 2 天，在表面麻醉下行左眼 YAG 激光虹膜周边切开术。右眼术后第 3 天，视力：右眼 0.25，左眼 0.6。眼压：右眼 7.2mmHg，左眼 15.2mmHg。右眼检查大致同前，左眼虹膜激光孔通畅，病情稳定出院。

四、病例分析

青光眼是一组以特征性视神经萎缩和视野缺损为共同特征的疾病，病理性眼压增高是其主要危险因素，眼压升高水平和视神经对压力损害的耐受性与青光眼视神经萎缩和视野缺损的发生和发展有关，有一定遗传倾向。在患者直系亲属中，10% ~15% 的个体可能发生青光眼[1]。急性闭角型青光眼是一种以眼压急剧升高并伴有相应症状和眼前段组织病理改变为特征的眼病，多见于 50 岁以上老年人，女性更常见，男女之比约为 1∶2，患者常有远视，双眼先后或同时发病。情绪激动，暗室停留时间过长，局部或全身应用抗胆碱药物，均可使瞳孔散大，周边虹膜松弛，从而诱发本病。长时间阅读、疲劳和疼痛也是本病的常见诱因。

本例患者临床表现和眼部体征比较典型，诊断明确。我国原发性青光眼诊断和治疗专家共识(2014 版)指出滤过性手术的适应证：急性或慢性前房角关闭、前房角粘连闭合范围大于 180°、药物无法控制的眼压或视神经损伤较重者[2]。本例患者右眼应用 4 种降眼压药物，入院第 2 天后眼压控制在正常范围，UBM 提示全周房角关闭，因角膜水肿未查房角镜无法判断房角关闭是贴附性还是粘连性。假若此患者无粘连性房角关闭或者粘连性房角关闭范围小于 180°，行周边虹膜切除术解除瞳孔阻滞就能达到降低眼压的效果，但是术后需密切随访，并且随着白内障进行加重，存在眼压再次升高的可能性。本例患者年龄已 69 岁，家住农村，定期复查的可能性较小；此外，本例患者急性房角关闭高眼压持续了 8 天，可能存在大范围粘连性房角关闭以及较重的小梁网功能损害，因此我们考虑做降眼压效果较好的复合式小梁切除术。

虽然本例患者有中等程度的白内障，具备白内障的手术指征，但是患者急性房角关闭，高眼压导致角膜水肿以及眼前节炎症反应，行青光眼白内障联合手术风险较高，并且术后反应较重。此外，患者右眼角膜内皮细胞无法计数，高眼压可能会导致角膜内皮细胞数量减少。综合分析病情，我们选择了降眼压效果确切的复合式小梁切除术。右眼术后视力提高至 0.25，此时我们复查了右眼角膜内皮细胞计数，仅为 666 个/mm^2，可见急性高眼压对角膜内皮细胞损害较重。因此，急性前房角关闭发作时，及时给予眼局部和全身降眼压药物迅速降低眼压，对于保护患者的视功能至关重要。若眼压无法控制或者无下降趋势，可在手术前急诊行前房穿刺术以降低眼压[2]。

对于急性闭角型青光眼，积极治疗对侧眼(临床前期)是非常重要的。临床上确实碰到不少患者对治疗临床前期眼有抵触情绪，这部分患者还未认识到原发性闭角型青光眼双眼发病的特点，但是医生一定要告知患者这一点，并且告知患者预防性手术的重要性。常用的预防性手术分两种：周边虹膜切除术或者激光周边虹膜切开术，可根据医院条件选用合适的手术方式。

（袁　方　王伟伟）

参考文献

[1] 陈晓明，王宁利．眼科学(第 8 版)．北京：人民卫生出版社，2013

[2] 中华医学会眼科学分会．我国原发性青光眼诊断和治疗专家共识．中华眼科杂志，2014，50(5)：382－383

病例 12　色素性青光眼

一、病例简介

患者，女，39 岁，因“右眼视物发雾 3 周”之主诉就诊。

现病史：3 周前患者无明显诱因出现右眼视物发雾，偶伴眼胀，就诊于当地医院，测量眼压右眼 29mmHg，左眼 22mmHg，诊断为“双眼青光眼”，给予“噻吗洛尔滴眼液、布林佐胺滴眼液”降眼压治疗。患者为求进一步治疗，就诊于我院眼科门诊。

既往史、家族史及个人史均无特殊。

眼部检查：视力：右眼 0.12，矫正 0.8，左眼 0.12，矫正 0.8。眼压：右眼 17mmHg（用药情况下），左眼 14mmHg（用药情况下）。双眼结膜无明显充血，角膜透明，大量色素性 Kp（+），呈垂直纺锤形分布（病例 12 图 1），前房深，房闪（-），浮游细胞（-），瞳孔圆，右眼直径 4mm，对光反射迟钝，左眼直径 3mm，对光发射灵敏，晶状体无明显混浊，眼底视网膜平伏，双眼视盘边界清，右眼色苍白，C/D＝0.9，左眼色淡，C/D＝0.5。房角镜检查：双眼均为宽角，小梁网可见大量色素颗粒沉着，右眼Ⅲ～Ⅳ级（Scheie 分级法），左眼Ⅲ级（病例 12 图 2）。OCT 检查：右眼广泛 RNFL 变薄，左眼颞下方 RNFL 变薄。视野检查：右眼上下弓形视野缺损，左眼旁中心暗点（病例 12 图 3）。UBM 提示双眼房角开放，虹膜后凹（病例 12 图 4A）。

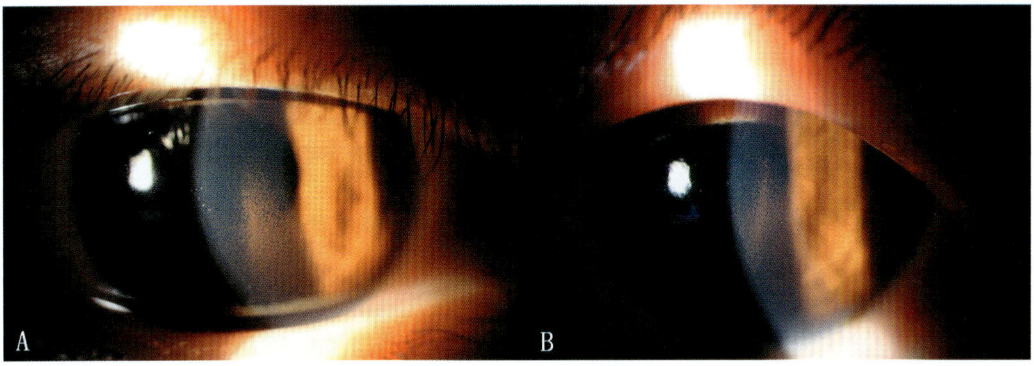

病例 12 图 1　裂隙灯显微镜下照片

注：双眼角膜内皮附着大量色素性 Kp，呈垂直纺锤形分布，A 示右眼，B 示左眼

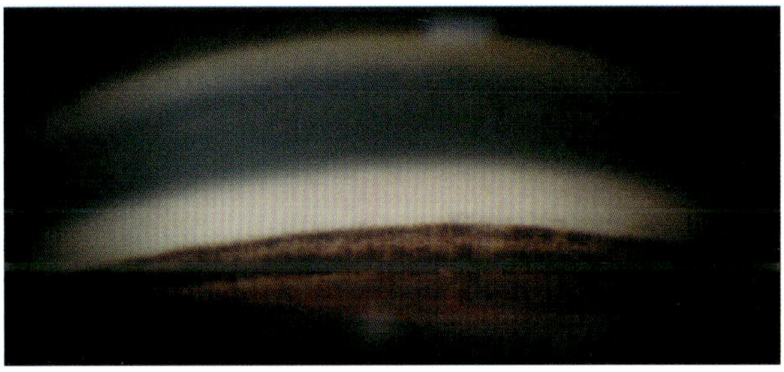

病例 12 图 2　房角镜下照片

注：右眼下方房角功能小梁网可见密集色素颗粒沉积，Schwalbe 线以及非功能小梁网可见细小色素颗粒沉积

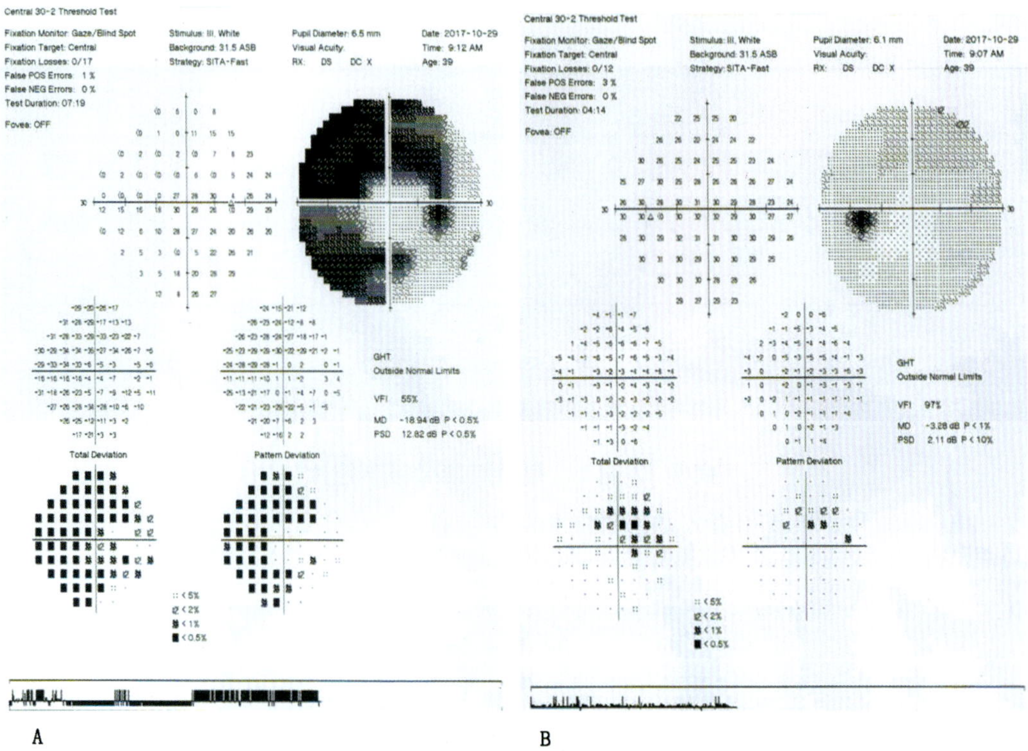

病例 12 图 3　视野图片

注：A 示右眼，上下弓形视野缺损；B 示左眼，旁中心暗点

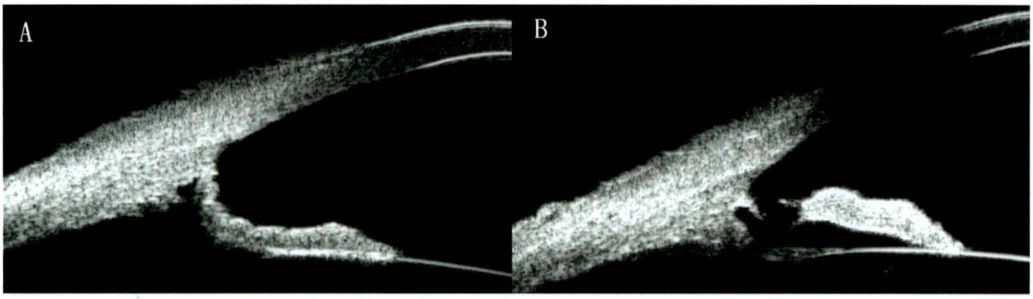

病例 12 图 4　超声生物显微镜图片

注：A 示虹膜后凹，与晶状体悬韧带及前表面接触；B 示激光虹膜周切术后，虹膜恢复平坦，与晶状体悬韧带及前表面分离

二、诊断

1. 双眼色素性青光眼。

2. 双眼屈光不正（近视）。

三、治疗

因右眼已是晚期青光眼，建议患者行滤过性手术，患者要求保守治疗。故给予双眼 YAG 激光虹膜周边切开术，解除反向瞳孔阻滞，激光术后给予普拉洛芬滴眼液 3 次/天，连用 3 天，同时联合降眼压药物治疗（患者自备药，噻吗洛尔联合布林佐胺）。激光术后 1 周复诊，眼压右眼 14.4mmHg，左眼 12.5mmHg，复查 UBM 提示双眼虹膜平坦（病例 12 图 4B），建议患者换用噻吗洛尔与布林佐胺联合制剂，改善依从性，定期测量眼压。

四、病例分析

色素播散综合征（pigment dispersion syndrome，PDS）是由于中周部虹膜后凹，与晶状体悬韧带接触、摩擦，导致虹膜后表面色素上皮层大量色素颗粒脱落并沉积在眼前节所表现出的一组综合征[1]。色素颗粒脱落主要沉积于角膜后、虹膜前表面、房角、晶状体悬韧带以及晶状体后表面玻璃体前界膜韧带附着部位。由于色素在小梁网中沉积可能导致房水流出易度的下降，使房水循环受阻于小梁网，引起眼压升高及相应改变，因此将 PDS 引起的继发性开角型青光眼称为色素性青光眼（pigmentary glaucoma，PG），是 PDS 的自然转归和致盲原因。常见于白种人，多为 20～50 岁男性，60%～80% 是近视眼[2]。

国外研究结果显示，PDS 的最主要的临床表现为色素播散三联征，即角膜后垂直梭形色素颗粒沉积（Krukenberg 色素梭）、小梁网均匀一致性色素沉积及中周部轮辐状虹膜透照缺损。由于我国人种虹膜厚，而且各层次结构中均存在大量、浓密色素颗粒，即使在后表面色素上皮层缺损的情况下，虹膜基质和前界膜内的色素颗粒也可以有效阻拦光线穿透，因此很难查出虹膜透照缺损现象。我国青光眼专家认为[1]，当患者眼部出现小梁网均匀一致性色素颗粒沉积、晶状体悬韧带色素颗粒沉积、玻璃体前界膜韧带附着部位色素颗粒沉积以及角膜后垂直梭形色素颗粒沉积中的两项时可诊断为 PDS，合并眼压升高和青光眼性视神经损害是可诊断为 PG。

PDS 引起视功能损害的关键在于色素颗粒阻塞小梁网导致房水流出阻力增加，因此，减少色素颗粒的进一步释放、清除沉积在小梁网上的色素颗粒无疑是病因治疗的重要策略。激光周边虹膜切开术（laser peripheral iridotomy，LPI）能够解除反向瞳孔阻滞，阻止色素颗粒进一步释放[3]。卿国平等[4]通过

6 年随访研究发现，LPI 通过解除反向瞳孔阻滞可以有效阻止 PDS 病情进展。

本例患者角膜后可见典型 krukenberg 梭，小梁网大量色素颗粒沉积，散大瞳孔后可见晶状体赤道部和悬韧带较多色素颗粒，同时双眼视杯扩大，视野缺损，故 PG 诊断明确。治疗上，一方面是降低眼压，原则同开角型青光眼；另一方面是解除反向瞳孔阻滞，防止色素颗粒进一步释放和播散。本例患者实施 LPI 后，后凹的虹膜变得平坦，避免与晶状体赤道部及悬韧带接触摩擦，可防止色素颗粒脱落播散堵塞小梁网。患者右眼已经是晚期青光眼，说明色素颗粒对小梁网损害较重，可建立外引流通道引流房水。患者年仅 39 岁，滤过手术容易发生滤过泡瘢痕化，并且患者拒绝手术治疗，因此给予 LPI 联合降眼压药物治疗，需密切随访眼压、视盘周围 RNFL 厚度和视野变化。

（王伟伟）

参 考 文 献

[1] 北京医学会眼科学分会青光眼诊治新技术共识小组．中国人色素播散综合征诊断标准探讨．中华眼科杂志，2015，51(4)：255－256

[2] 许静，冯洁，李巧云，等. 色素性青光眼一例. 中国实用眼科杂志，2015，33(5)：567－568

[3] Liu L, Ong EL, Crowston J. The concave iris in pigment dispersion syndrome. Ophthalmology, 2011, 118: 66－70

[4] 卿国平，张邵丹，王怀洲，等. 激光周边虹膜切开术阻止色素播散综合征进展的远期效果. 中华眼科杂志，2014，50(7)：530－540

病例 13　剥脱性青光眼

一、病例简介

患者，男，60 岁，因“右眼胀痛伴视力下降 4 个月”之主诉入院。

现病史：患者 4 个月前无明显诱因开始出现右眼胀痛，伴视力下降，无头痛、恶心、呕吐等不适，于当地医院就诊，给予眼药水(具体不详)治疗，眼胀痛未缓解，视力逐渐下降。3 天前患者再次就诊于当地医院，测量眼压右眼达 59mmHg，诊断为“右眼青光眼”，给予甘露醇注射液静脉滴注、醋甲唑胺片口服降眼压治疗，普拉洛芬滴眼液、妥布霉素滴眼液抗感染治疗，建议上级医院进一步诊治，患者遂来我院。

既往史：既往体健，个人史及家族史均无特殊。

眼部检查：视力：右眼 0. 5，左眼 0. 8，眼压：右眼 50. 3mmHg(用药情况下)，左眼 14. 6mmHg。右眼结膜轻度充血，角膜未见明显水肿，Kp(－)，前房深，房闪(＋)，虹膜纹理清晰，瞳孔圆，直径约 4mm，对光反射迟钝，瞳孔缘可见灰白色头皮屑样物质沉积(病例 13 图 1)，晶状体轻度混浊，散瞳后可见周边部环状灰白色颗粒混浊带(病例 13 图 2)，眼底视盘边界清，色苍白，C/D 约 0. 8，视网膜平伏，黄斑中心凹反光不清。左眼检查未见明显异常。前房角镜检查：双眼均为宽角，右眼色素 3 级，左眼色素 1 ~ 2 级，部分色素越过 Schwalbe 线，形成 Sampaolesi 线(病例 13 图 3)。视野检查：右眼管状视野，左眼未见明显异常。OCT 检查：右眼视盘周围视网膜视神经纤维层厚度广泛变薄。

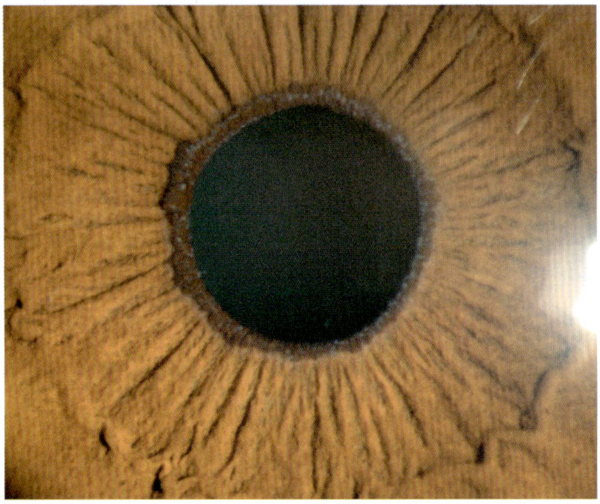

病例 13 图 1　右眼裂隙灯显微镜下照片

注：瞳孔缘可见灰白色头皮屑样物质沉积

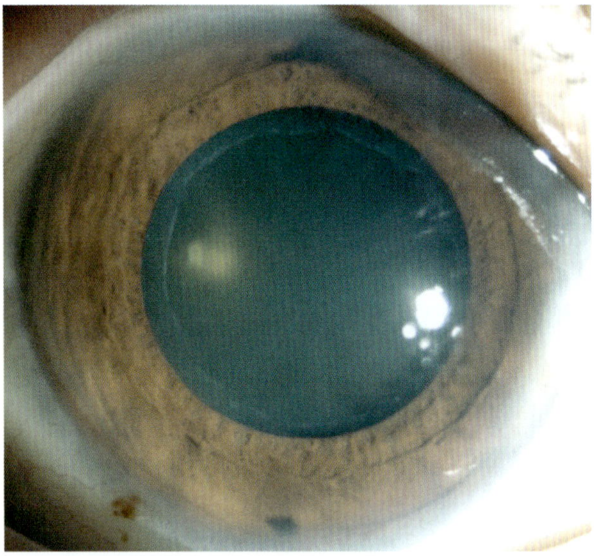

病例 13 图 2　右眼裂隙灯显微镜下照片

注：晶状体前囊周边部环状灰白色颗粒样混浊带

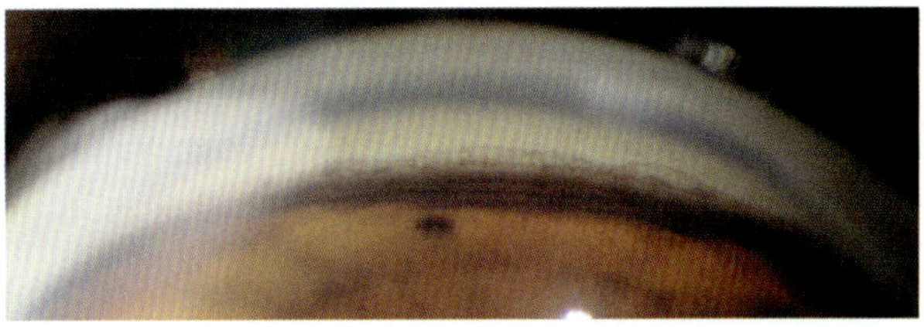

病例13 图3 房角镜下照片

注：房角呈宽角，小梁网上较多色素沉着，部分色素越过 Schwalbe 线，形成 Sampaolesi 线

二、诊断

1. 右眼剥脱性青光眼。
2. 双眼年龄相关性白内障。

三、治疗

入院后给予右眼溴莫尼定滴眼液、布林佐胺滴眼液、噻吗洛尔滴眼液联合甘露醇注射液静脉滴注降眼压治疗，完善术前检查排除手术禁忌证后，局部麻醉下行右眼复合式小梁切除术。术后第 1 天右眼视力 0.4，眼压 11.5mmHg，上方结膜滤过泡隆起弥散，角膜透明，Kp(－)，前房中深，房闪(＋)，瞳孔圆，直径 4mm，对光反射迟钝，瞳孔缘可见灰白色碎屑，虹膜周切口通畅，晶状体轻度混浊，眼底检查同前。术后第 2 天眼压 6.6mmHg，考虑滤过过强，加用睫状肌麻痹剂(复方托品卡胺)滴眼液治疗，眼压及前房稳定出院。术后 1 周右眼视力 0.5，眼压 15.8mmHg；术后 1 个月，右眼视力 0.5，眼压 15.7mmHg；术后 3 个月，右眼视力 0.5，眼压波动于 15～18mmHg，联合噻吗洛尔滴眼液，眼压 10～12mmHg，滤过泡平坦，角膜透明，Kp(－)，前房中深，房闪(－)，瞳孔圆，直径 4mm，对光反射迟钝，瞳孔缘可见灰白色碎屑，虹膜周切口通畅，晶状体轻度混浊，眼底视盘边界清，色苍白，C/D 约 0.8，视网膜平伏，黄斑中心凹反光不清。

四、病例分析

剥脱性综合征(exfoliation syndrome，XFS)是一种以纤维样细胞外物质在眼部及全身多种组织中沉积为特征的年龄相关性疾病[1]。XFS 患者中 22%～50% 出现青光眼，我们把这一类继发性青光眼称之为剥脱性青光眼(exfoliation glaucoma，XFG)，开角型居多，闭角型少见。

目前研究表明，XFS 发病与基底膜损伤、自身免疫功能紊乱以及遗传因素相关，但确切的发生机制至今尚未明确[2]。Sunde 和 William 分别于 1956 年和 1974 年发现剥脱物质除来源于晶状体囊外，还来源于睫状体、小梁网、虹膜、结膜血管等组织。1979 年，Eagle 提出此病由异常的细胞合成异常的基底膜，从而产生剥脱物质随房水循环至眼部各组织。

剥脱物质和色素颗粒阻塞小梁网和 Schlemm 管，房水流出阻力增加，这是 XFG 眼压升高的主要原因[4]。房角镜下可见小梁网不均匀色素颗粒沉积，色素可跨越 Schwalbe 线，形成波形砂粒状色素沉着，称为 Sampaolesi 线，是 XFG 的重要特征。若患者既往瞳孔缘无灰白色碎屑和其他剥脱征象，只要见到此线即提示 XFS。由于 XFS 筛板结构和功能障碍，对于高眼压的耐受性下降，因此 XFG 患者视神经的损害往往比原发性开角型青光眼要重[4, 5]。XFS 患者悬韧带变性、松弛，晶状体前移，房角关闭，可导致继发性闭角型青光眼。

XFG 双眼发病时间和程度可以不对称，双眼发病者的年龄比单眼患者高，在所有单眼患者的对侧眼球结膜中均可发现剥脱样纤维物质存在。灰白色头皮屑样剥脱物质可沉积在瞳孔缘、晶状体前囊、角膜内皮、虹膜、前房角、睫状体带和玻璃体前界膜等处[3]。虹膜改变是本病早期易于发现的体征，32% ~39% 的患眼中可见到瞳孔缘头皮屑样剥脱物质沉着。晶状体前囊剥脱物质分布典型者表现为三区：中央盘(瞳孔区)：为半透明绒毛状的中央盘形，出现率为 80%，散瞳后尤为明显，可暴露盘形区的边缘部，呈薄片状。中间透明带：位于中央盘形区与周边颗粒带之间，因剥脱物质被虹膜活动擦除而保持透明。周边颗粒带：呈锯齿状或花边样灰白色颗粒样混浊环带，为本病的主要诊断依据。小梁网色素沉着增多早于瞳孔缘或晶状体前囊剥脱物质的出现。

本例患者右眼瞳孔缘可见典型灰白色头皮屑样物质沉着，散瞳检查发现晶状体前囊周边颗粒带，房角镜检查小梁网广泛不均匀色素沉积，可见 Sampaolesi 线，患者眼压高，管状视野，故 XFG 诊断明确。治疗主要有药物、激光和手术。药物治疗同原发性开角型青光眼，但药物治疗效果相对较差[4]。散瞳可加重剥脱物质的数量及剥脱物质进入房角阻塞小梁网，所以慎用散瞳剂。氩激光小梁成形术早期降眼压效果理想，但术后炎症反应重，降眼压效果随时间逐渐下降，3 ~6 年降至 35% ~55%，远期效果较原发性开角型青光眼差。对于闭角型 XFG 患者，由于悬韧带异常晶状体前移，治疗上以摘除晶状体为主。XFG 患者就诊时眼底及视野损害均较重，对降眼压药物反应差，病程进展快，多数患者需手术干预[2]。本例患者就诊时已是晚期青光眼，眼压高，管状视野，因此选择手术治疗。

XFG 需与真性囊膜剥脱综合征和色素性青光眼鉴别。真性囊膜剥脱综合征与 XFS、XFG 在名称上容易混淆，临床体征完全不同，常有外伤、严重的色素膜炎或暴露在高温环境中的病史，眼部检查可见起自晶状体前囊膜的透明卷曲的囊膜，其游离缘漂浮于房水。色素性青光眼是伴有色素播散的一种开角型青光眼，色素播散到角膜、虹膜、前房角、晶状体悬韧带，在角膜后壁呈垂直纺锤形，即 krukenberg 梭，是色素性青光眼的典型特征。此外，色素性青光眼房角色素颗粒均匀，无 Sampaolesi 线。认识 XFG 的典型体征和表现，做到早期诊断，合理治疗，对于保护患者的视功能和减少青光眼手术的并发症具有重要意义。

（尹铁梅　王伟伟）

参考文献

[1] 陈玲，王宁利. 囊膜剥脱综合征的研究进展. 中华眼科杂志，2010，46(6)：572 -576

[2] 曹婷婷，鲍永珍. 假性囊膜剥脱综合征发病机制研究进展. 中华实验眼科杂志，2014，32(10)：950 -953

[3] Ritch R. Ocular Findings in Exfoliation Syndrome. J Glaucoma, 2018, doi: 10.1097/IJG.0000000000000986

[4] Ozaki M. Mechanisms of Glaucoma in Exfoliation Syndrome. J Glaucoma, 2018, doi: 10.1097/IJG.0000000000000906

[5] Ritch R. J Glaucoma. Ocular and systemic manifestations of exfoliation syndrome, 2014, 23(8 Suppl 1): S1 - S8

病例 14　晶状体溶解性青光眼

一、病例简介

患者，男，76 岁，因“左眼视力下降 2 年，加重伴明显胀疼 2 周”之主诉就诊。

现病史：2 年前患者无明显诱因自觉左眼视力下降，无眼红、眼胀等不适，未予以重视。2 周前患者发现左眼视力下降加重，伴明显胀疼不适，于当地医院就诊，测量左眼眼压高（具体不详），诊断为“左眼青光眼”，给予静脉滴注甘露醇降眼压治疗，未见明显好转。现为求进一步诊治，遂来我院。

既往史：否认全身慢性病病史，7 年前于外院行右眼白内障手术；个人史、家族史无特殊。

眼部检查：视力：右眼 0.6，左眼光感/30cm；眼压：右眼 8.2mmHg，左眼 37.0mmHg（用药情况下）。右眼结膜无充血，角膜透明，Kp（－），前房深，房闪（－），瞳孔直径 3mm，对光反射灵敏，人工晶状体位正，眼底未见明显异常。左眼结膜混合性充血，角膜雾状水肿，Kp（＋），前房深，房闪（＋＋），瞳孔直径 4mm，对光反射消失，晶状体混浊，隐见前囊破裂，皮质溢出（病例 14 图 1），眼底窥不入。眼部 B 超检查未见明显异常。角膜内皮镜检查因角膜水肿内皮细胞无法分析。角膜共聚焦显微镜：左眼角膜内皮细胞计数约为 2424 个/mm^2，细胞边界欠清，可见中高反光物质沉积，基质层混浊，角膜上皮层水肿可见大泡。

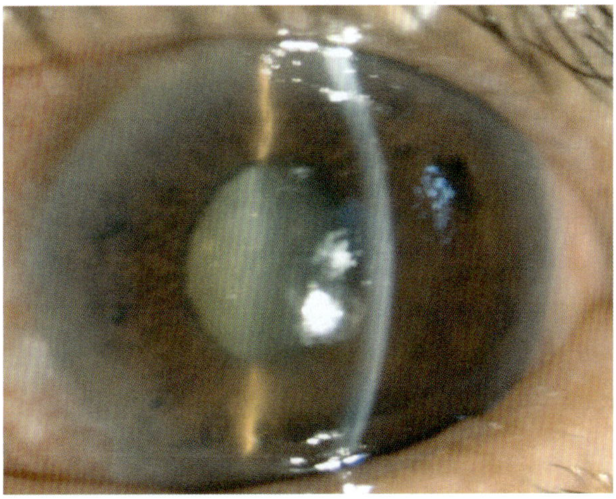

病例 14 图 1　裂隙灯显微镜下照片

注：左眼结膜混合性充血，角膜水肿，晶状体混浊，隐见前囊破裂，皮质溢出

二、诊断

1. 左眼晶状体溶解性青光眼。
2. 左眼年龄相关性白内障(过熟期)。
3. 右眼人工晶状体眼。

三、治疗

入院后给予左眼卡替洛尔滴眼液、布林佐胺滴眼液、溴莫尼定滴眼液、醋甲唑胺片降眼压治疗，泼尼松龙滴眼液联合地塞米松注射液 2. 5mg 左眼半球后注射(1 次/天)抗炎治疗 3 天后，患者眼压降至 24. 4mmHg，角膜透明，前房深，房闪(+)，晶状体棕色混浊，前囊可见钙化点和结晶体(病例 14 图 2)，散瞳后见晶状体皮质液化，核呈棕黑色、下沉(病例 14 图 3)。此时术前检查已完善，无手术禁忌证，遂在球后阻滞麻醉下行左眼白内障囊外摘除联合小梁切除术。术中发现患者悬韧带变性脆弱，上方部分断裂，故未一期植入人工晶状体。左眼术后第 1 天，视力指数/30cm，眼压 20. 5mmHg，结膜轻度充血，上方滤过泡隆起弥散，缝线在位，角膜透明，Kp(+)，前房深，房闪(+)，瞳孔直径 4mm，对光反射迟钝，上方虹膜周切口通畅，晶状体阙如，眼底未见明显异常。术后第 2 天，左眼眼压 12. 1mmHg，患者病情稳定出院。

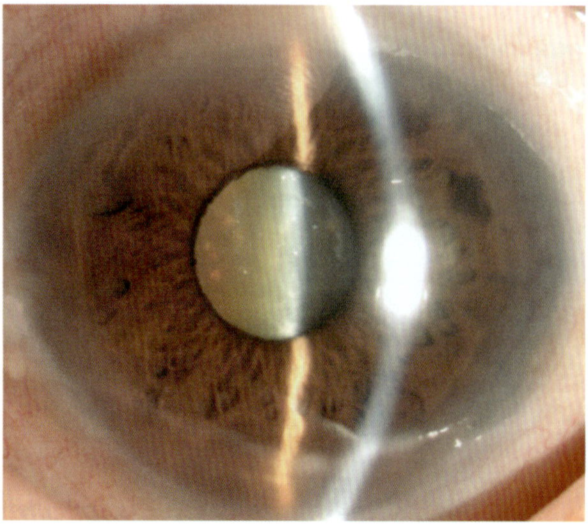

病例 14 图 2　裂隙灯显微镜下照片

注：左眼角膜透明，晶状体混浊，前囊可见钙化点和结晶体

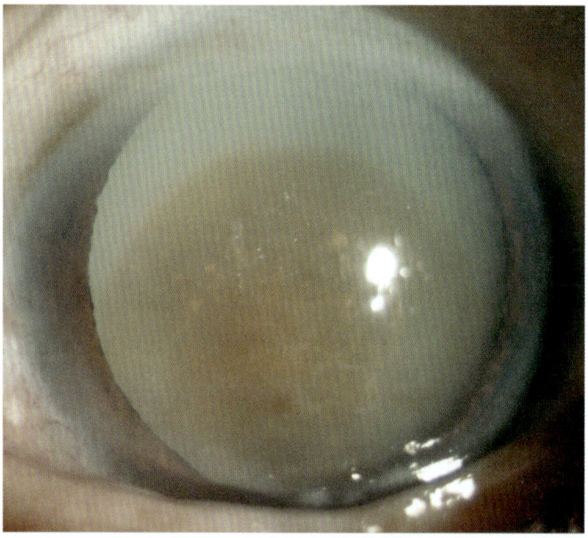

病例 14 图 3　裂隙灯显微镜下照片

注：左眼晶状体混浊，核棕黑色、下沉

四、病例分析

晶状体溶解性青光眼是一种由于过熟期或者成熟期白内障囊膜通透性增加，晶状体皮质溶解而引起的继发性急性开角型青光眼[1]。1882 年 Ulrich 首先报道该病，1955 年 Flocks 等[2]正式命名为晶状体溶解性青光眼。发病机制

主要是吞噬了晶状体皮质的巨噬细胞和大分子晶状体蛋白，通过变薄或者有小破孔的晶状体前囊进入房水，沉积在晶状体表面、虹膜隐窝、前房角、小梁网间隙，阻碍房水外流，导致眼压升高。

晶状体溶解性青光眼多发生在60岁以上人群[3]，白内障病史长或另一眼已行白内障手术者发病率较高。常单眼急性发作，眼压高，症状类似急性闭角型青光眼，但由于患者发作前视力已明显下降，发作时患者自觉视力下降并不明显。患者就诊时视力差，一般为手动、光感甚至无光感，眼部结膜混合性充血，角膜水肿，前房深度正常，瞳孔轻中度散大，对光反射迟钝或者消失。典型病例前房可见白色点状、絮状或乳糜状浮游物，晶状体前囊可见白色钙化点或黄褐色斑点，晶状体核呈棕色，变小、变薄，常有核下沉现象。若患者眼压下降，角膜恢复透明后，房角镜检查可见虹膜根部、巩膜突以及小梁网散在灰白色或黄褐色点状和片状沉积物。

多年白内障患者突然发生眼红、眼痛、眼压急剧升高，晶状体前囊膜有灰白钙化点，应首先考虑本病，抽取房水行细胞学或生物化学检查有助于诊断[4]。对于晶状体前囊膜自发性破裂，大量液化皮质充满前房，类似化脓性眼内炎者可行眼部B超协助诊断。

晶状体溶解性青光眼应与年龄相关性白内障膨胀期继发青光眼、晶状体过敏性眼内炎继发青光眼、急性闭角型青光眼等相鉴别。年龄相关性白内障膨胀期继发青光眼表现为前房浅，周边前房更浅，房角关闭，晶状体膨胀有水裂现象，无白内障过熟期表现。晶状体过敏性眼内炎继发青光眼是手术或外伤后晶状体皮质残留眼内所致的过敏反应，葡萄膜炎症状为主，急性期眼压并不高，波及房角后继发青光眼，在病史及临床表现上与晶状体溶解性青光眼有所区别。急性闭角型青光眼表现为双眼前房浅，房角窄的特征。对于不典型或可疑的病例可抽取房水做细胞学检查，房水中发现巨噬细胞有诊断价值。

本病缘于晶状体，因此宜尽早手术，摘除晶状体是最有效的治疗方法。术前应用药物降低眼压、减轻炎症反应，为手术创造有利条件。过熟期白内障囊膜皱缩，皮质液化，核浓缩变硬变小，悬韧带变性松弛，脆弱易断，手术难度增加。可根据患者年龄、核硬度、视力、眼压和角膜等情况，选择白内障超声乳化吸出/囊外摘除术联合人工晶状体植入术，或者二期植入人工晶状体。术中应完整摘除晶状体，冲洗前房，把残留的晶状体皮质彻底清除干净。

视功能的损害随着高眼压持续时间延长而明显增加，若高眼压持续时间较短，小于2周，摘除晶状体后，眼压会随着炎症反应的消退而降至正常。反之，高眼压持续时间较长，宜联合小梁切除术，以达到良好的降眼压效果。Braganza 等[5]主张对于药物不能控制眼压、发病时间大于2周的晶状体溶解性青光眼，需联合小梁切除术。

本例患者右眼已行白内障手术7年，左眼患中重度白内障2年，但未及时手术治疗，以至于晶状体囊膜通透性增加，皮质液化，部分晶状体蛋白进入前房，引起明显葡萄膜炎症反应，继发青光眼。患者就诊时眼压高，角膜水肿，晶状体混浊，前囊膜可疑破裂皮质溢出进入前房，炎症反应重，给予积极降眼压联合眼局部抗感染治疗，眼压降至24.4mmHg，前房炎症反应明显消退，可观察到晶状体核下沉现象。为了挽救患者视功能，在球后阻滞麻醉下行左眼白内障囊外摘除联合小梁切除术，因术中发现悬韧带部分断裂，且患者高眼压持续时间长，故未植入人工晶状体。综上所述，眼科医师提高对晶状体溶解性青光眼的认识，做到早期诊断并及时给予有效的药物以及手术治疗，可明显改善患者视力预后。

（戴鹏飞　王伟伟）

参考文献

[1] Yoo WS, Kim BJ, Chung IY, et al. A case of phacolytic glaucoma with anterior lens capsule disruption identified by scanning electron microscopy. BMC Ophthalmol, 2014, 14: 133

[2] Flocks M, Littwin CS, Zimmerman LE. Phacolytic glaucoma, a clinicopathologic study of one hundred thirty - eight cases of glaucoma associated with hypermature cataract. AMA Arch Ophthalmol, 1955, 54(1): 37 -45

[3] Yaakub A, Abdullah N, Siti RI, et al. Lens - induced glaucoma in a tertiary centre in northeast of Malaysia. Malays Fam Physician, 2014, 9(2): 48 -52

[4] Mavrakanas N, Axmann S, Issum CV, et al. Phacolytic glaucoma: are there 2 forms? J Glaucoma, 2012, 21(4): 248 -249

[5] Braganza A, Thomas R, George T, el al. Management of phacolytic glaucoma: experience of 135 cases. Indian J Ophthalmol, 1998, 46(3): 139 -143

病例 15　晶状体半脱位继发青光眼

一、病例介绍

患者，男，50 岁，因“右眼间歇性疼痛伴视力下降 1 个月”入院。

现病史：患者 1 个月前无明显诱因自觉右眼胀痛伴视力下降，伴头痛、恶心，就诊于当地医院，诊断为“右眼青光眼，右眼白内障”，收入院拟行右眼青光眼白内障联合手术，术中发现晶状体悬韧带断裂，手术终止，建议上级医院就诊，患者遂来我院。

既往史、个人史及家族史均无特殊。

眼部检查：视力：右眼 0.25，左眼 1.0，眼压：右眼 33mmHg（用药情况下），左眼 15mmHg。右眼结膜混合性充血，上方片状结膜下出血，12：00 位结膜下可见长方形巩膜瓣痕迹（病例 15 图 1A），角膜无明显水肿，鼻上方和颞上方可见透明角膜切口及辅助切口，Kp（ - ），中央前房 1CT，周边前房消失（病例 15 图 2A），房闪（ - ），瞳孔圆，直径约 3mm，对光反射存在，晶状体皮质混浊。左眼角膜透明，Kp（ - ），中央前房 3 ~ 4CT，周边前房 1/2CT（病例 15 图 2B），房闪（ - ），瞳孔圆，直径约 3mm，对光反射灵敏，晶状体皮质轻度混浊。眼底：双眼视盘边界清，色淡红，C/D 右眼 0.4，左眼 0.3，双眼视网膜平伏。眼部 B 超检查未见明显异常，眼轴长度右眼 24.2mm，左眼 23.9mm。

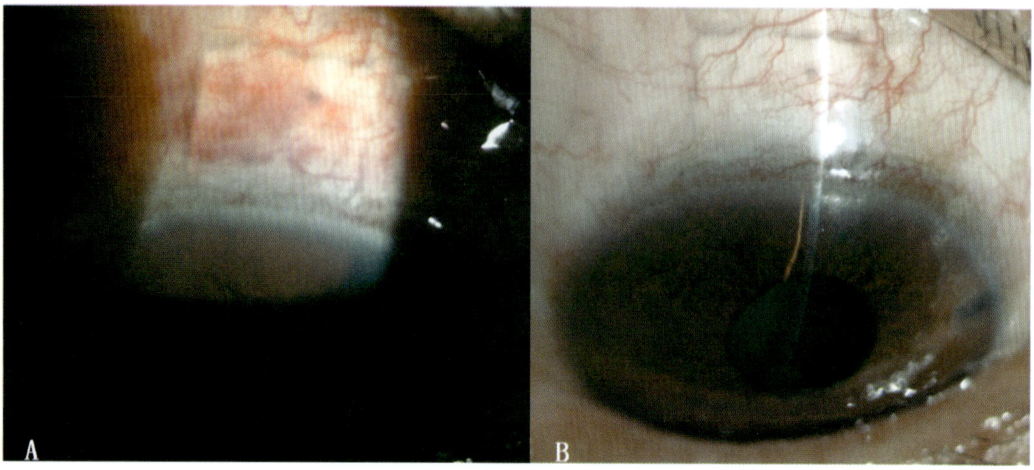

病例 15 图 1　裂隙灯显微镜下照片

注：A 示结膜混合性充血，上方片状结膜下出血及长方形巩膜瓣痕迹；B 示 YAG 虹膜激光术后 1 个月，结膜充血减轻，巩膜瓣痕迹清晰

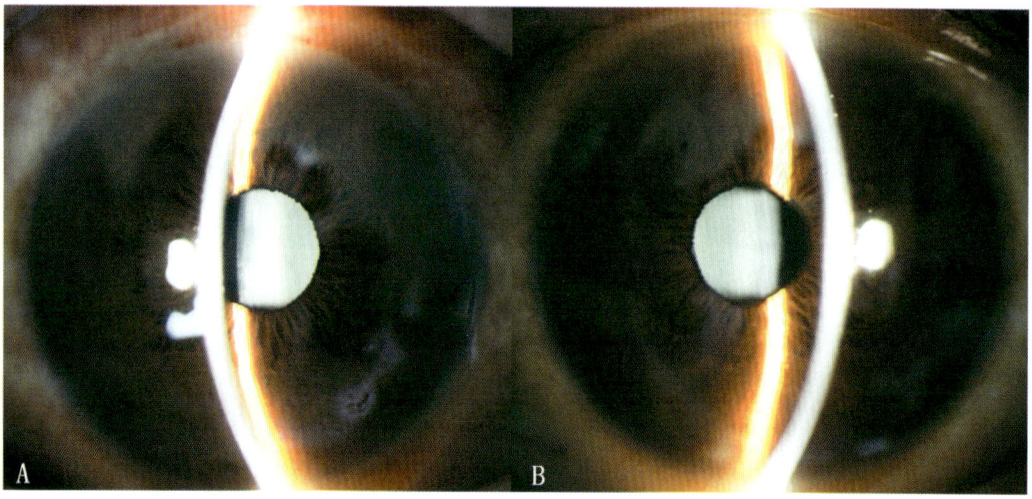

病例 15 图 2　裂隙灯显微镜下照片

注：A 示右眼，角膜无明显水肿，中央前房 1CT，周边前房消失；B 示左眼，角膜透明，中央前房 3 ~4CT，周边前房 1/2CT

二、诊断

1. 右眼继发性青光眼。

2. 右眼晶状体不全脱位。

3. 双眼年龄相关性白内障。

三、治疗

患者右眼在当地医院制作巩膜瓣以及白内障透明角膜切口后仅 3 天，故未行 UBM 检查，给予甘露醇注射液 250ml 静脉滴注后行右眼 YAG 激光虹膜周边切开术，术后前房加深，中央前房 2CT，周边前房近 1CT(病例 15 图3)，给予噻吗洛尔滴眼液、布林佐胺滴眼液、溴莫尼定滴眼液降眼压治疗以及普拉洛芬滴眼液抗感染治疗。建议患者 1 个月后来我院行脱位晶状体摘除术。

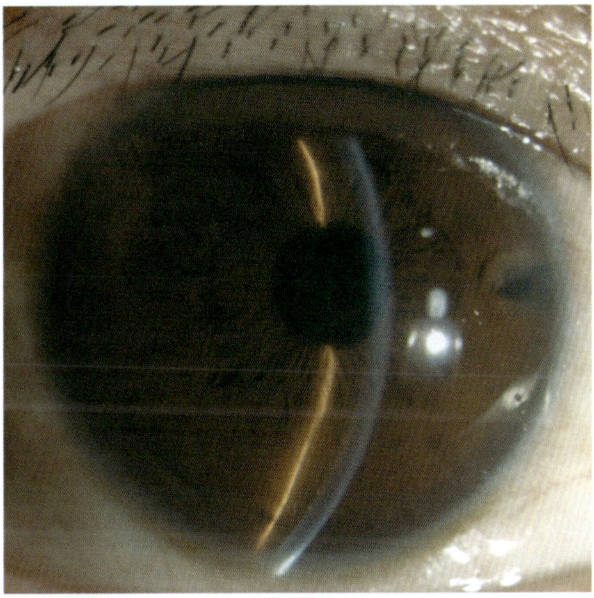

病例 15 图 3　裂隙灯显微镜下照片

注：右眼 YAG 激光虹膜周边切开术后前房加深，色素性 Kp(+)，中央前房 2CT，周边前房近 1CT

2017 年 9 月 26 日患者入住我院眼科，眼部检查：视力：右眼 0.3，左眼 1.0，眼压：右眼 20.8mmHg(用药情况下)，左眼 15mmHg。右眼结膜充血明显减轻，可见上方长方形巩膜瓣(病例 15 图 1B)，角膜透明，鼻上方和颞上方可见透明角膜切口及辅助切口，Kp(-)，中央前房 2CT，周边前房 1CT，房闪(-)，瞳孔圆，直径约 3mm，对光反射存在，3：00 位虹膜激光孔通畅，颞侧虹膜轻度震颤，晶状体皮质混浊，眼底视盘边界清，色淡红，C/D 约 0.4，视网膜平伏。左眼检查大致同前。UBM 检查右眼前房浅，全周房角关闭

(病例15图4)。入院后完善术前检查，在表面麻醉下行右眼白内障超声乳化吸出、张力环植入、人工晶体植入、房角分离术，术中发现7：00～11：30晶状体悬韧带断裂。术后第1天：右眼视力1.0，眼压15.3mmHg，角膜透明，前房深，3：00位虹膜激光孔通畅，人工晶体位正(病例15图5)，患者出院。术后2个月，患者右眼视力1.0，眼压14.5mmHg，余检查大致同前。

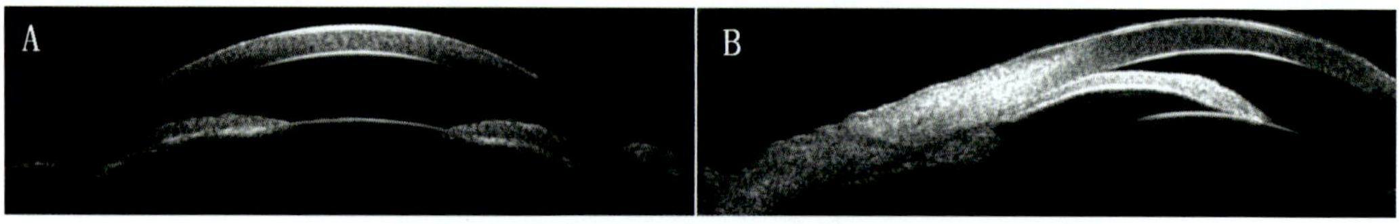

病例15图4　超声生物显微镜照片

注：A示中央前房浅，周边房角关闭；B示6：00位虹膜根部膨隆，房角关闭

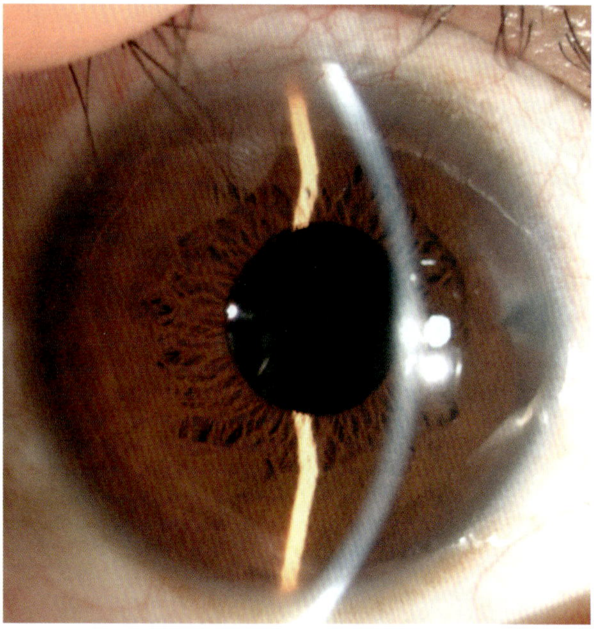

病例15图5　裂隙灯显微镜下照片

注：脱位晶状体摘除人工晶状体植入术后，角膜透明，前房深，人工晶状体位正

四、病例分析

晶状体脱位常继发于外伤、自发性或遗传性疾病，可导致急性闭角型青光眼。由于晶状体悬韧带松弛或者断裂，晶状体前囊与虹膜后表面相贴甚至

粘连，晶状体和(或)玻璃体疝引起瞳孔阻滞，后房压力增高，前房变浅，房角关闭，导致眼压升高[1]。此外，晶状体脱位引起小梁网炎症、水肿、变性，脱落的色素颗粒阻塞房水流出通道；脱位晶状体机械刺激睫状体引起神经血管反射，房水分泌增加会导致眼压进一步升高[2]。

若患者眼部同时存在眼轴短、前房浅等因素，而原发病不十分明显的情况下，容易与原发性急性闭角型青光眼相混淆。裂隙灯显微镜下细致的双眼对比检查非常重要。原发性闭角型青光眼双眼前房深度一致。继发性闭角型青光眼双眼前房深度明显不同，晶状体半脱位眼前房变浅，深度不均。UBM 检查有助于发现晶状体脱位，可见局部悬韧带回声不清、晶状体赤道部与睫状突距离增大[3]。

当患者晶状体脱位较轻，无明显白内障以及视力障碍，可应用药物降低眼压，行 YAG 激光虹膜周边切开术加深前房。缩瞳剂会导致悬韧带进一步松弛，加重晶状体脱位。因此，晶状体脱位继发闭角型青光眼禁用缩瞳药。当患者有中重度白内障，或者晶状体明显移位影响视力，在眼压控制、角膜清亮的情况下，应及时行白内障摘除术，必要时联合前部玻璃体切割术。是否一期植入人工晶状体，需结合患者悬韧带断裂范围综合考虑。若悬韧带断裂范围小于 180°，可植入囊袋张力环，一期植入人工晶状体。若悬韧带断裂范围大于 180°，建议二期人工晶状体缝线固定术。若患者房角广泛粘连，应用降眼压药物眼压失控，角膜水肿，可先行小梁切除术降低眼压，二期摘除晶状体。

本例患者在当地医院被误诊为原发性闭角型青光眼，在手术台上做好巩膜瓣以及透明角膜切口后才发现晶状体悬韧带部分断裂，是晶状体脱位引起的继发性闭角型青光眼，遂关闭手术切口，建议患者上级医院进一步诊治。患者在我院就诊后测量眼压右眼超过 30mmHg，前房较左眼明显变浅，而双眼眼轴长度无明显差异，考虑右眼晶状体脱位继发闭角型青光眼。因患者在当地医院做眼部手术切口仅 3 天，故建议暂缓眼部手术治疗，行 YAG 激光虹膜周边切开前房加深，联合眼局部降眼压药物，眼压控制在 21mmHg 以下。在 YAG 虹膜激光治疗 1 个月后行右眼白内障超声乳化吸出、张力环植入、人工晶体植入、房角分离术，术后患者视力提高至 1.0，眼压正常。由此可见，术前认真细致检查患者，准确判断病情，对于制订合理的治疗方案非常重要。

一旦明确诊断，结合患者眼部具体情况，给予积极有效的治疗，可明显改善患者的视力预后。

（王伟伟　刘建荣）

参考文献

[1] 罗莉霞，毛真，钟毅敏，等. 晶状体异位继发急性闭角型青光眼术式选择及疗效观察. 中国实用眼科杂志，2010，28(8)：867－870
[2] 许银霞，王胜良，贾亮，等. 晶状体悬韧带松弛及隐匿性晶状体不全脱位继发青光眼的临床特点及手术治疗. 临床眼科杂志，2016，24(2)：121－123
[3] 刘奕志，刘玉华，吴明星，等. 超声生物显微镜在晶状体半脱位诊治中的应用. 中华眼科杂志，2004，40(3)：186－189

病例 16　白内障膨胀期继发青光眼

一、病例简介

患者，男，82 岁，因“左眼胀痛 2 周”之主诉就诊。

现病史：2 周前患者无明显诱因出现左眼胀痛，无虹视、头痛、鼻根部抽痛，无眼前遮挡感，无恶心、呕吐等不适，就诊于当地医院，诊断为“左眼青光眼”，建议上级医院治疗。患者为求进一步诊治，就诊于我院眼科。

既往史、家族史及个人史均无特殊。

眼部检查：视力：右眼 0.3，左眼手动/20cm。眼压：右眼 11.5mmHg，左眼 36.9mmHg(用药情况下)。右眼结膜无明显充血，角膜透明，老年环(+)，Kp(-)，前房深，房闪(-)，瞳孔圆，直径 3mm，对光反射灵敏，晶状体皮质、核混浊，核硬度Ⅲ级，眼底模糊，见视网膜平伏。左眼结膜轻度充血，角膜上皮轻度水肿，老年环(+)，Kp(-)，前房浅，中央 2CT，周边 1/4CT，房闪(-)，瞳孔圆，直径 6mm，对光反射消失，晶状体膨胀(病例 16 图 1)，皮质、核混浊，核硬度Ⅳ级，眼底窥不入。UBM 提示左眼前房浅，房角关闭(病例 16 图 2)。眼 A 超测量眼轴长度右眼 24.03mm，左眼 24.06mm。眼 B 超未见异常。

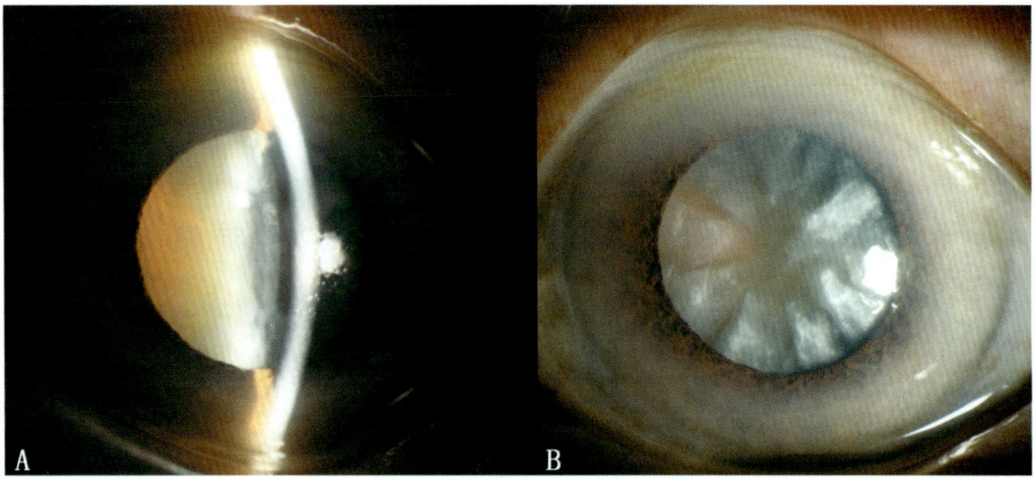

病例 16 图 1　裂隙灯显微镜下照片

注：角膜上皮轻度水肿，前房浅，瞳孔圆，直径 6mm，晶状体膨胀、混浊，A 示裂隙光，B 示弥散光

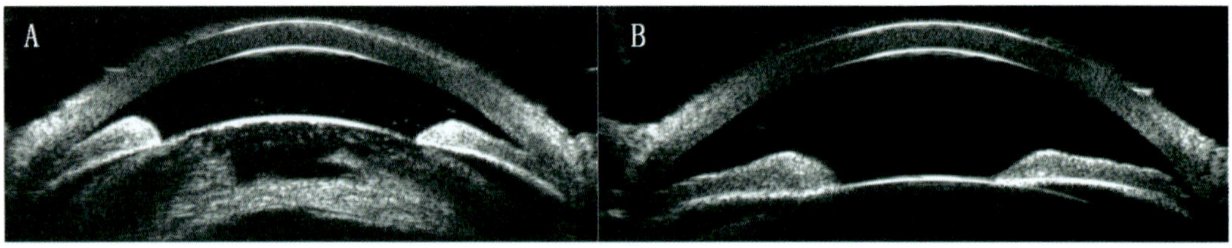

病例 16 图 2　超声生物显微镜图片

注：A 示左眼，中央前房深度仅为 1.32mm，房角关闭，晶状体膨胀、混浊；B 示右眼，中央前房深度 2.37mm，房角狭窄

二、诊断

1. 左眼继发性青光眼。
2. 双眼年龄相关性白内障(左眼膨胀期)。

三、治疗

入院后给予布林佐胺滴眼液、溴莫尼定滴眼液降眼压治疗，眼压波动于 28.2～37.5mmHg，在局部麻醉下行左眼白内障囊外摘除、人工晶体植入联合小梁切除术。术后第 1 天，左眼视力 0.1，眼压 6.8mmHg，上方滤过泡隆起弥散，角膜透明，Kp(＋)，前房深，房闪(＋)，虹膜周切口通畅，瞳孔圆，直径

6mm，对光反射消失，人工晶状体位正，眼底视盘边界清晰，色淡，视网膜平伏，病情稳定出院。术后1周复查，左眼视力0.3，眼压10.2mmHg，余检查大致同前。

四、病例分析

白内障膨胀期继发青光眼属于急性继发性闭角型青光眼，由于晶状体囊膜通透性增加、皮质吸水膨胀、虹膜与晶状体接触面变宽而紧密，发生瞳孔阻滞，虹膜晶状体前移，前房变浅，进而导致房角关闭，引起高眼压。若患者伴有闭角型青光眼的解剖因素及诱因，如短眼轴、浅前房、情绪不稳定、过劳等可引起眼压升高，青光眼发作。45mmHg以上的眼压会对视盘的血液循环造成明显影响，持续高于此水平的眼压可能会损伤视神经纤维，如不采取有效治疗，将会导致患者视神经萎缩，甚至失明。

膨胀的晶状体是继发青光眼的重要解剖学基础，所以药物治疗仅能暂时降低眼压，缓解症状，只有通过手术解除瞳孔阻滞因素，眼压才能得到有效控制[1]。手术治疗原则与合并白内障的原发性闭角型青光眼的治疗原则基本相同。若患者及时就诊，尚未造成房角粘连，单用缩瞳剂或联合应用降眼压药物治疗后，房角重新开放，正常房水循环建立，眼压恢复正常，可以单纯行白内障手术治疗。若患者房角关闭范围小于180°，眼压控制平稳，可行白内障联合前房角分离术[2]。若高眼压持续时间较长，已经造成广泛性房角粘连，药物治疗眼压失控，必须行青光眼白内障联合手术。小梁切除术是通过建立新的房水流出通路以增加房水外引流，从而达到降低眼压的目的。部分患者术前瞳孔不能缩小，术后出现程度不等的瞳孔散大，对光反应迟钝甚至消失，出现畏光症状。这是由于术前持续性高眼压未能及时缓解，造成瞳孔括约肌的损伤甚至麻痹，以至术后瞳孔散大、畏光。这提示我们及时就诊、尽早手术是重要的预防措施。

本例患者82岁，晶状体膨胀混浊，核硬，白内障摘除方式为囊外摘除术。患者左眼胀痛已2周，瞳孔扩大至6mm，对光反射消失，降眼压药物治疗眼压仍在30mmHg以上，需建立外引流通道引流房水达到理想的降眼压效果。因此，本例患者最终实施了白内障囊外摘除、人工晶体植入联合小梁切除术，术后1周视力恢复至0.3，未用降眼压药物眼压为10.2mmHg。

综上所述，白内障膨胀期继发青光眼选择恰当的手术方式，可以控制眼压、提高视力，及时手术是预防白内障膨胀期继发青光眼的有效措施。对于膨胀期白内障继发青光眼的治疗需要根据患者房角开放程度以及眼压情况来选择不同的手术方式。在做到简单有效的手术前提下，提高患者治疗效果，避免多次手术造成的眼部损伤。

（王伟伟）

参 考 文 献

[1] 裴世林，王素娟，杨潇远，等. 两种手术方式治疗白内障膨胀期继发性青光眼的效果比较. 中华眼外伤职业眼病杂志，2017，39(9)：702-706

[2] Brown RH，Zhong L，Lynch MG. Lens-based glaucoma surgery：using cataract surgery to reduce intraocular pressure. J Cataract Refract Surg，2014，40 (8)：1255-1262

病例17　青光眼术后隐匿性晶状体不全脱位

一、病例简介

患者，女，42岁，因“双眼胀伴视力下降5年”之主诉就诊。

现病史：5年前患者无明显诱因出现双眼胀伴视力下降、头痛，无虹视、恶心、呕吐等不适，就诊于当地医院，诊断为“双眼青光眼”，分别行双眼小梁切除术，术后未规律复诊。1个月前患者就诊于我院眼科门诊，怀疑双眼睫状环阻性青光眼，为行手术治疗收入院。

既往史、家族史均无特殊。

个人史：戴近视眼镜近10年。

眼部检查：视力：右眼0.12，矫正0.4（-6.5DS），左眼0.05，矫正0.5（-6.25DS）。眼压：右眼22.2mmHg，左眼16.2mmHg。双眼结膜滤过泡平坦，角膜透明，Kp（+），中央前房1CT，右眼周边前房消失（病例17图1A、病例17图1C），左眼颞侧裂隙状，余周边前房消失（病例17图1B、病例17图1D），双眼虹膜部分后粘连，周切口通畅，瞳孔欠圆，直径约3mm，对光反射存在，晶状体皮质混浊，右眼重。眼底：双眼视盘边界清，右眼色苍白，左眼色淡，视网膜平伏。UBM提示双眼前房极浅，未提示睫状体脱离、晶状体脱位（病例17图2）。眼部B超未见异常。视野：右眼下方弓形暗点及鼻上象限缺损，左眼旁中心暗点（病例17图3）。眼轴长度：右眼21.6mm，左眼21.5mm。

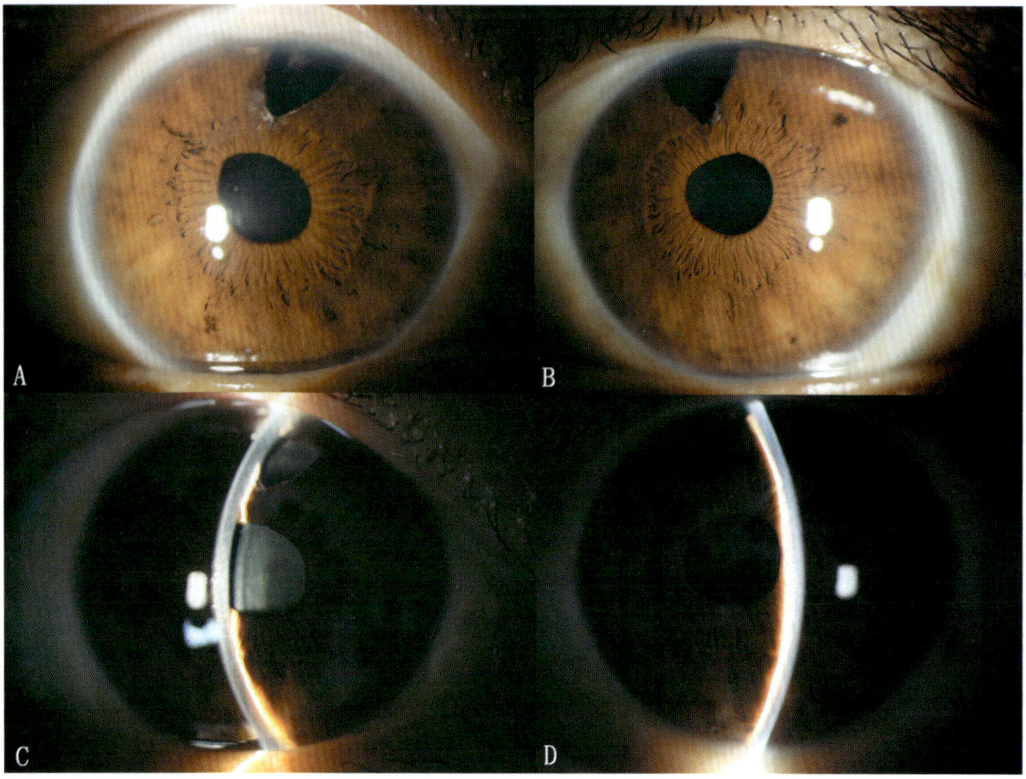

病例 17 图 1　裂隙灯显微镜下照片

注：A、B 分别示右眼和左眼虹膜周切口通畅，瞳孔不圆，虹膜部分后粘连；C、D 分别示右眼和左眼中央前房 1CT，周边前房几乎消失

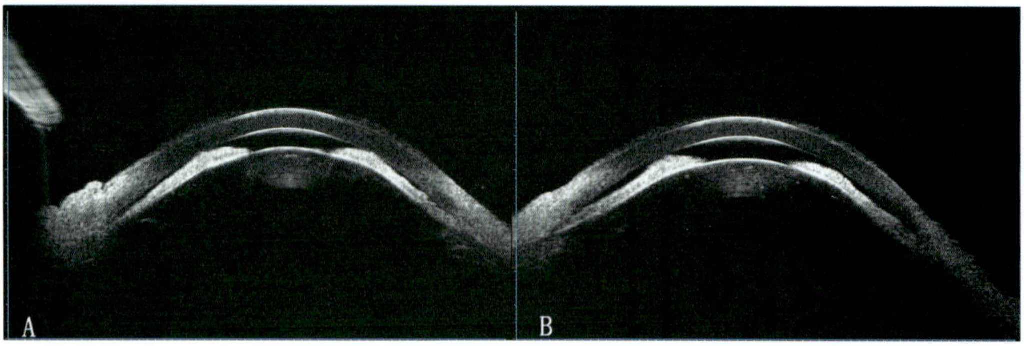

病例 17 图 2　UBM 示双眼周边前房几乎消失，中央前房 1CT，A 示右眼，B 示左眼

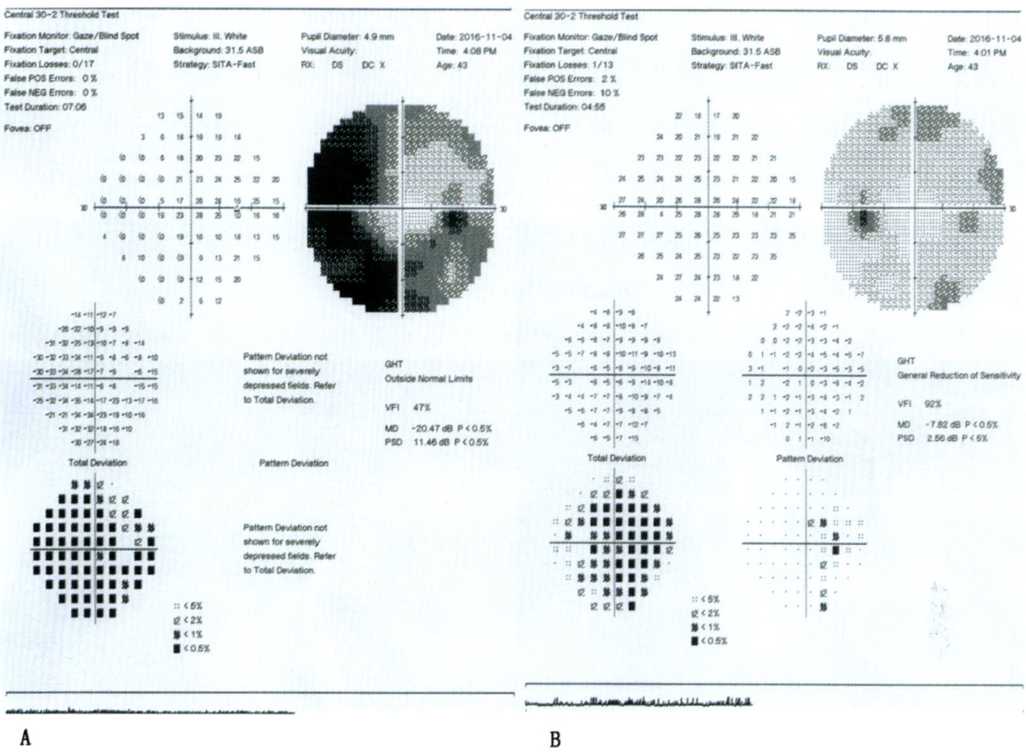

病例 17 图 3　Humphrey 视野图

注：A 示右眼下方弓形暗点及鼻上象限缺损，B 示左眼旁中心暗点

二、诊断

1. 双眼睫状环阻滞性青光眼？
2. 双眼并发性白内障。
3. 双眼高度近视。
4. 双眼抗青光眼术后。

三、治疗

入院后给予双眼复方托品卡胺眼液 3 次/天麻痹睫状肌治疗，拟行右眼白内障超声乳化吸出 + 人工晶体植入 + 房角分离 + 前部玻璃体切割术。手术中做侧切口注入黏弹剂时发现后房压力高，行玻璃体腔穿刺抽液，抽吸水囊 0.3ml。撕囊时发现 4：00 ~ 7：00 晶状体悬韧带断裂，故行白内障超声乳化吸出 + 人工晶状体植入 + 张力环植入术。右眼术后第 1 天视力 0.6，眼压 23.2mmHg，结膜滤过泡平坦，角膜透明，前房深，上方气泡，约 1/5 前房（病

例 17 图 4A 散瞳后照片)，虹膜周切口通畅，瞳孔欠圆，直径 3mm，对光反射存在，人工晶状体位正，眼底检查同前。术后给予眼局部抗感染、预防感染治疗。右眼术后第 2 天视力 0.6，眼压 14.9mmHg，病情稳定出院。右眼术后 1 年，视力 0.5，眼压 15.6mmHg。

左眼应用复方托品卡胺眼液治疗后，前房加深(病例 17 图 4B)，未用降眼压药物眼压波动于 14.5～16.2mmHg。

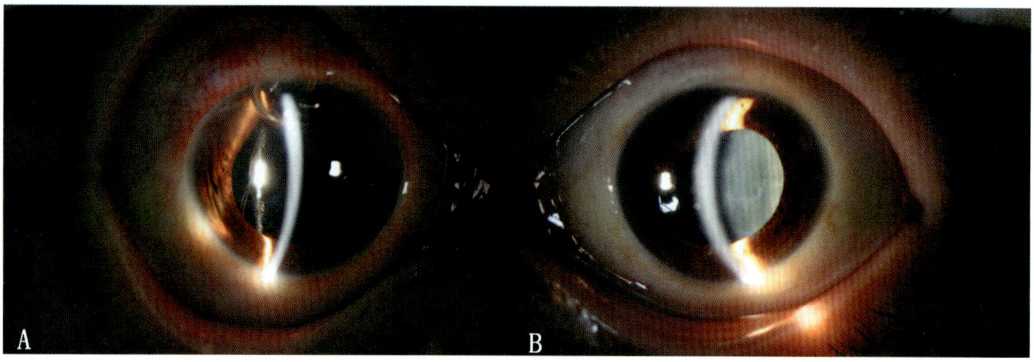

病例 17 图 4　裂隙灯显微镜下照片

注：A 示右眼前房深，上方气泡，人工晶状体位正(散瞳后照片)0；B 示左眼用复方托品卡胺眼液后中央前房加深，1.5～2CT

四、病例分析

浅前房是青光眼滤过术后的常见并发症，长期或严重的浅前房会导致青光眼手术失败以及眼内组织结构异常而影响视功能。青光眼滤过术后伴低眼压的浅前房是术后浅前房中最常见的[1]。常见原因为房水滤过过畅、结膜瓣渗漏、脉络膜脱离及房水生成减少。伴有眼压升高或正常眼压的浅前房常见于睫状环阻滞性青光眼、脉络膜上腔出血等。往往浅前房的发生常常是多种因素共同参与，在临床上就可以看到脉络膜上腔出血与脉络膜脱离并存，脉络膜脱离与恶性青光眼并存。本例患者青光眼术后浅前房，眼压略高，UBM 和 B 超均未提示睫状体、脉络膜脱离，所以不除外睫状环阻滞性青光眼的可能。

当患者前房变浅，角膜前顶点至晶状体前表面距离减小，焦点随之前移，近视度数增加[2]。这似乎能解释患者眼轴长度偏短但佩戴高度近视眼镜。可是追问患者病史，在青光眼手术治疗前就已经佩戴高度近视眼镜 5 年左右，是不是球形晶状体的缘故呢？患者晶状体厚度右眼 4.6mm，左眼 4.3mm(大于正常值 4mm)，因技术原因未能测量晶状体直径。在短眼轴的高度近视眼，需考虑晶状体曲率增加导致的屈光度改变。

因患者右眼视野损伤较重，眼压略高，前房浅，晶状体混浊，因此，我们想通过手术治疗加深前房、摘除白内障从而提高视力，术中发现晶状体不全脱位。因此，青光眼术后浅前房的患者不能忽视隐匿性晶状体脱位的可能性。

综合分析本例患者有以下 4 个特点：①眼轴偏短但佩戴高度近视眼镜近 10 年；②继发性青光眼；③晶状体脱位；④身材矮小，手指粗短。因此，不除外此例患者可能为 Weill - Marchesani 综合征。该综合征又称为球形晶状体短指畸形综合征，1939 年首先由 Marchesani 总结报道的一种以身材矮小、短指、球形晶状体伴晶状体脱位、高度近视、青光眼为主要特征的全身综合征[3]。Weill - Marchesani 综合征多合并闭角型青光眼，主要是由于脱位的晶状体前部与虹膜的接触面积增加，造成瞳孔阻滞，使用缩瞳剂可以加重病情，因缩瞳剂兴奋睫状肌，使悬韧带松弛，晶状体前移而加重瞳孔阻滞，致眼压进一步升高。使用散瞳剂可以使眼压下降，但散瞳后有加重晶状体脱位及晶状体脱入前房的危险。此外，球形晶状体使虹膜前移，房角关闭，部分患者房角发育异常也是发生青光眼的因素。对于 Weill - Marchesani 综合征继发青光眼的治疗，早期可给予降眼压药物联合激光虹膜周边切开术。中晚期建议手术治疗，可行白内障超声乳化吸出联合人工晶状体植入术，或者白内障联合滤过性手术。

有研究认为超过 90% 的 Weill - Marchesani 综合征患者晶状体最终会脱位，此类患者的晶状体悬韧带较脆弱，是遗传性结缔组织疾病造成悬韧带持久张力减弱或消退导致。随着年龄增长，悬韧带断裂会进行性加重。因此，对于合并有晶状体半脱位的患者，因结合患者年龄以及悬韧带情况考虑张力环植入或者人工晶状体悬吊术[4, 5]。

综上所述，青光眼术后浅前房不能忽视晶状体因素，继发性青光眼是造成 Weill - Marchesani 综合征失明的主要原因，及时发现、合理治疗对于保留和抢救患者的视功能具有重要意义。

（王伟伟　刘建荣）

参 考 文 献

[1] 汪军，陈虹，张舒心．青光眼滤过术后浅前房的临床探讨．中国实用眼科杂志，2004，22(5)：374 -377

[2] Varma DK, Belovay GW, Tam DY, et al. Malignant glaucoma after cataract surgery. J Cataract Refract Surg, 2014, 40(11): 1843 -1849

[3] Nagata M, Takagi S, Yamasaki A, et al. Histopathological study of microspherophakia in Weill - Marchesani syndrome. Jpn J Ophthalmol, 1995, 39(1): 89 -95

[4] Groessl SA, Anderson CJ. Capsular tension ring in a patient with Weill - Marchesani syndrome. J Cataract Refract Surg, 1998, 24(8): 1164 -1165

[5] Guo H, Wu X, Cai K, et al. Weill - Marchesani syndrome with advanced glaucoma and corneal endothelial dysfunction: a case report and literature review. BMC Ophthalmol, 2015, 9(15): 3

病例 18　新生血管性青光眼

一、病例简介

患者,男,46 岁,因“左眼视力下降 3 个月,胀痛伴头痛 2 周”之主诉就诊。

现病史:3 个月前患者无明显诱因出现左眼视力下降,就诊于当地医院,诊断为“左眼视网膜中央静脉阻塞”(病例 18 图 1),给予药物保守治疗(具体不详),视力无明显改善,患者就诊于西安某三甲医院,眼底出血、水肿进一步加重(病例 18 图 2),给予玻璃体腔注射抗血管内皮生长因子(vascular endothelial growth factor,VEGF)药物治疗。近 2 周患者出现左眼胀痛,伴头痛、鼻根部抽痛,再次就诊于当地医院,诊断为“左眼新生血管性青光眼”,给予降眼压药物治疗,建议上级医院诊治。6 天前患者就诊于我院眼科门诊,测量眼压右眼 13.3mmHg,左眼 T+2,为行左眼青光眼手术治疗收入院。

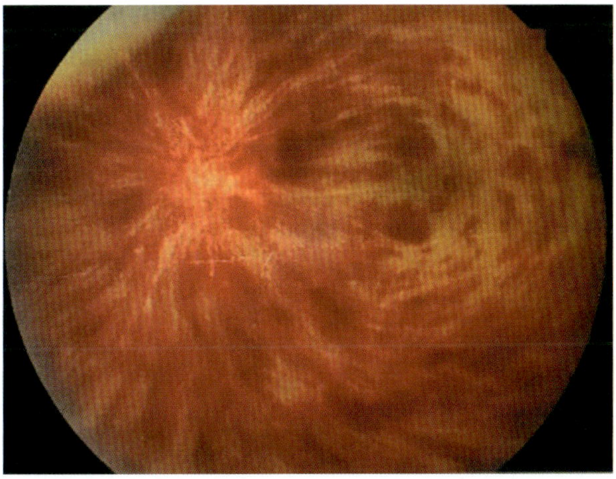

病例 18 图 1　眼底彩色图片

注:视盘边界不清,充血水肿,视网膜大片火焰状出血,视网膜水肿

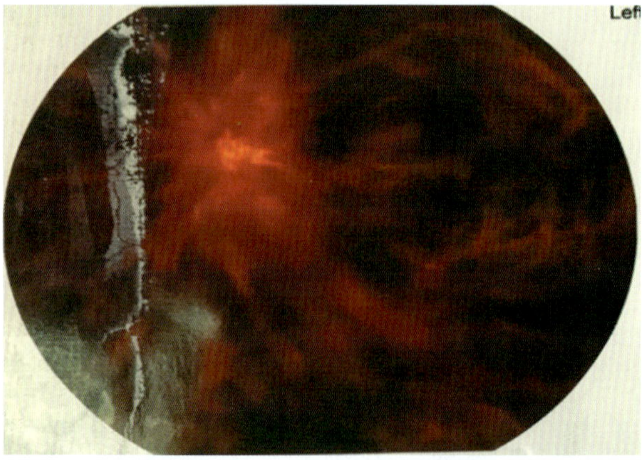

病例 18 图 2　眼底彩色图片

注：视盘高度充血水肿，视网膜广泛出血水肿

既往史：心绞痛病史 6 年，高血压病史 3 年，口服药物血压控制平稳。

家族史、个人史均无特殊。

眼部检查：视力：右眼 1.0，左眼光感/20cm（颞侧）。眼压：右眼 11.7mmHg，左眼 43.5mmHg。右眼前后节未见明显异常。左眼结膜混合性充血，角膜水肿，Kp（+），前房深，房闪（+），浮游细胞（+），瞳孔直径 5mm，对光反射迟钝，瞳孔缘色素外翻，瞳孔下缘可见新生血管（病例 18 图 3），晶状体皮质混浊，眼底窥不入。眼部 B 超未见异常。因左眼角膜水肿未做房角镜检查。

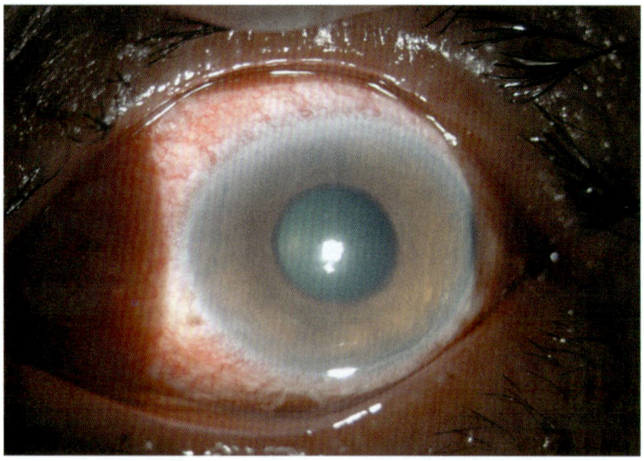

病例 18 图 3　裂隙灯显微镜下照片

注：结膜混合性充血，角膜水肿，瞳孔 5mm，瞳孔缘色素外翻，瞳孔下缘可见新生血管

二、诊断

1. 左眼新生血管性青光眼。
2. 左眼白内障。
3. 左眼视网膜中央静脉阻塞。

三、治疗

入院后予左眼卡替洛尔滴眼液 2 次/天，布林佐胺滴眼液 3 次/天，溴莫尼定滴眼液 3 次/天联合甘露醇 250ml 静脉滴注降眼压治疗，同时予半球后注射地塞米松注射液 2.5mg 减轻高眼压导致的炎症反应。排除手术禁忌证后在局麻下行左眼复合式小梁切除术，术中结膜瓣及巩膜瓣下放置氟尿嘧啶 4 分钟，缝合可调节缝线 2 根。术后眼压降至正常范围，但视力无改善，眼底检查发现左眼视盘色蜡黄，视网膜血管纤细白鞘，黄斑区硬性渗出和出血（病例 18 图 4）。术后 2 周行 FFA 检查发现左眼视网膜动脉充盈迟缓，血管纤细僵硬，晚期节段状荧光素着染，血管周围大片出血遮蔽荧光，后极部视网膜动静脉吻合，周边部视网膜广泛无灌注区，晚期血管荧光素渗漏，提示为左眼视网膜中央动静脉阻塞（病例 18 图 5）。予左眼视网膜激光光凝以及改善微循环、扩血管、营养神经治疗。术后 1 个月复查，左眼视力手动/30cm（颞侧），眼压：34mmHg，按摩后 6mmHg，结膜充血，滤过泡轻度隆起，角膜透明，前房深，瞳孔圆，直径 6mm，对光反射迟钝，周切口通畅，虹膜瞳孔缘色素外翻，新生血管消退（病例 18 图 6），晶状体皮质混浊，眼底可见激光斑，余大致同前。予左眼结膜下注释氟尿嘧啶 0.0625mg，1 次/天，连用 3 天，指导患者按摩左眼，4 次/天，促使形成功能性滤过泡。

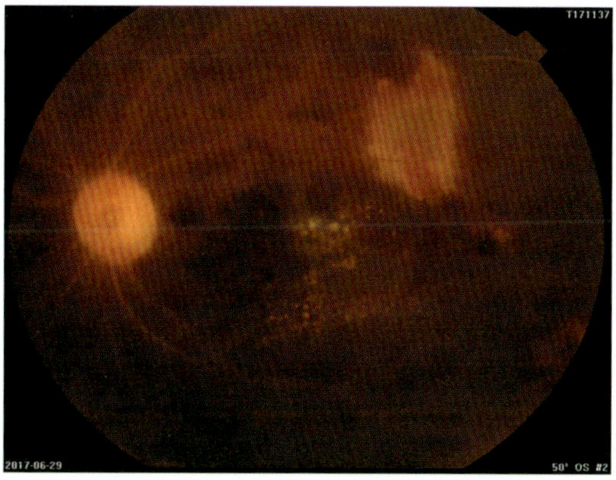

病例 18 图 4　眼底彩色图片

注：视盘色蜡黄，视网膜血管纤细白鞘，黄斑区硬性渗出和出血

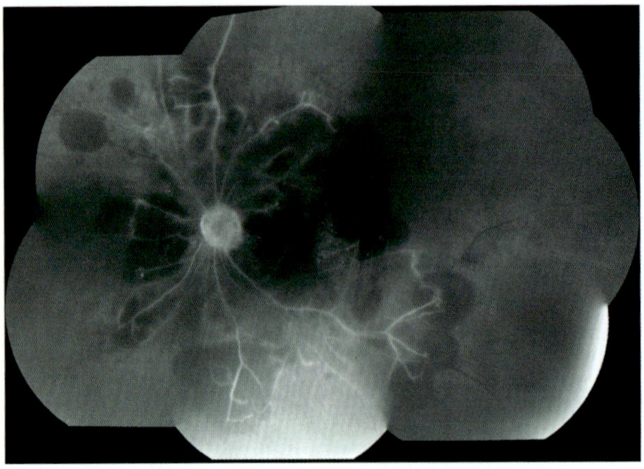

病例 18 图 5　眼底 FFA 拼图

注：视网膜血管纤细僵硬，节段状荧光素着染渗漏，血管周围大片出血遮蔽荧光，后极部视网膜动静脉吻合，周边部视网膜广泛无灌注区

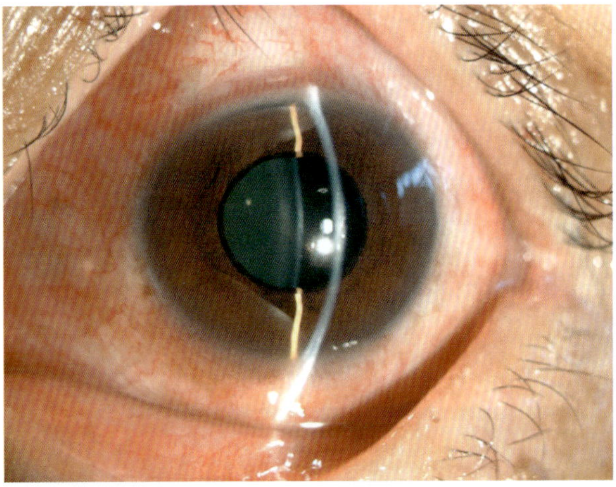

病例 18 图 6　裂隙灯显微镜下照片

注：结膜充血，滤过泡轻度隆起，角膜透明，前房深，瞳孔圆，直径 6mm，周切口通畅，虹膜瞳孔缘色素外翻，新生血管消退

四、病例分析

新生血管性青光眼是一组以虹膜和前房角新生血管生成为特征的难治性青光眼，多继发于眼部缺血性疾病，如糖尿病视网膜病变和视网膜静脉阻塞等[1]。视网膜中央静脉阻塞病例中 54% ~78% 为非缺血型，而最初被诊断为

非缺血型的在 3 ~ 6 个月后有 1/6 发展为缺血型。缺血型视网膜中央静脉阻塞有广泛的视网膜毛细血管无灌注以及细胞死亡，最初视力可为 0.1 或更低，自然病程中 45% ~80% 可发生虹膜或者房角新生血管，18% ~60% 会发生新生血管性青光眼[1]，多发生于视网膜中央静脉阻塞发病 3 个月左右。因此，一旦发现患者转变成缺血型，应立即进行全视网膜光凝治疗，以预防新生血管性青光眼的发生。

本例新生血管性青光眼继发于缺血型视网膜中央静脉阻塞，视网膜缺血进行性加重，出现虹膜和房角新生血管，眼压升高，药物失控，患者眼痛难忍就诊于我院，行手术治疗眼压下降后，因眼底严重缺血已经发展成视网膜中央动静脉阻塞，预后较差。追问病史，患者发现视力下降 3 天就在当地医院就诊，视力从 1.0 降至 0.04，眼底视网膜广泛出血水肿（病例 18 图 1），由于基层医院设备条件有限未能做 FFA 检查，但是根据患者视力及眼底特点判断为缺血型可能性大，应及时行视网膜激光光凝治疗，而非仅给予静脉点滴扩血管、改善微循环治疗。患者在当地医院保守治疗 2 周，视力进行性下降，就诊于西安某三甲医院眼科，FFA 检查提示眼底出血水肿进一步加重（病例 18 图 2），视网膜动脉充盈时间 16 秒，视网膜血管着染荧光素渗漏，中周部视网膜大片毛细血管无灌注区，给予玻璃体腔注释抗 VEGF 药物治疗。患者未规律复诊，因眼胀痛难忍就诊时已经出现了严重并发症——新生血管性青光眼。

缺血的视网膜释放具有活性的可弥散的 VEGF，向眼前部扩散，刺激虹膜形成新生血管。初始表现为虹膜红变，如果此时能对原发病变进行治疗，有可能使虹膜和房角的新生血管消退，使病变终止，不发展到青光眼期。如不能控制，则进一步发展到开角期青光眼，在此阶段如果新生血管能消退，部分患者眼压可以下降到正常。抗 VEGF 药物可以抑制新生血管的形成和生长，减少新生血管的活动性和渗透性，促进虹膜、房角新生血管消退，从而降低眼压。但是此类药物不能改变视网膜缺血状态，不能预防 VEGF 进一步的产生。而视网膜激光光凝有如下四个作用：①降低视网膜耗氧量，增加视网膜内层氧供应；②减少视网膜血管渗漏，减轻组织水肿；③封闭毛细血管无灌注区，改善缺血状态，减少 VEGF 的释放；④使视网膜变薄，脉络膜供氧视网膜内层。但是，对于新生血管增生收缩牵拉导致的前房角广泛粘连关闭，也就是闭角期青光眼，不论是视网膜激光光凝还是抗 VEGF 药物都不能控制眼压，需联合青光眼手术治疗。

常用的手术方式有复合式小梁切除术或者青光眼引流阀植入术[2]。因虹膜新生血管出血、术后炎症反应严重，滤过泡易瘢痕化，手术成功率低[3]。玻璃体腔注射抗 VEGF 药物可使虹膜和房角新生血管迅速消退或萎缩，避免术中、术后出血，减轻术后炎症反应，可提高手术成功率，降低手术并发症[4]。注射抗 VEGF 药物后，虹膜新生血管多在 1 周内消退，但是考虑到患眼眼压持续升高不能被药物控制，而患者还有残留的视功能，故应尽早手术。

本例患者注射抗 VEGF 药物后虹膜新生血管明显消退，仅残留瞳孔缘细小新生血管，但眼压始终在 40mmHg 左右，注药 1 周后行复合式小梁切除术。术后眼压下降，角膜恢复透明，眼底检查发现视网膜呈严重缺血状态，原因何在值得我们深思。

新生血管性青光眼治疗效果较差，因此预防此病非常重要。对缺血性眼病患者的早期干预，即尚未发生新生血管增生收缩导致房角关闭及视神经损害前是抗 VEGF 药物玻璃体腔注射的最佳时机。同时联合视网膜激光光凝治疗，改善视网膜缺血、抑制新生血管形成。一旦进入新生血管性青光眼第三期，即闭角期，需联合青光眼手术治疗。术中、术后联合氟尿嘧啶以及按摩眼球，对于形成功能性滤过泡从而持久降低眼压具有重要意义。

（王伟伟）

参考文献

[1] Havens SJ, Gulati V. Dev Ophthalmol. Neovascular Glaucoma, 2016, 55: 196 – 204

[2] Zhao X, Wang Z, Yang X. Management of neovascular glaucoma with intravitreal ranibizumab, panretinal photocoagulation, and subsequent 5 – fluorouracil augmented trabeculectomy: A case report. Medicine(Baltimore), 2017, 96(25): e7221

[3] Kim M, L ee C, Payne R, et al. Angiogenesis in glaucoma filtration surgery and neovascular glaucoma: a review. Surv Ophthalmol, 2015, 60: 524 – 535

[4] Kobaya shi S, Inoue M, Yamane S, et al. Long - term outcomes after preoperative intravitreal injection of bevacizumab before trabeculectomy for neovascular glaucoma. J Glaucoma, 2016, 25: 281 - 284

病例 19　视网膜静脉周围炎继发双眼新生血管性青光眼

一、病例简介

患者，男，50 岁，因“双眼视力下降 4 个月，加重 5 天”入院。

现病史：患者 4 个月前无明显诱因开始出现双眼视力下降，无明显眼胀、虹视、头疼等不适，当时未重视，未就诊。5 天前出现双眼视力下降明显，伴眼胀不适，于当地医院检查眼压高，诊断为“双眼青光眼”，予降眼压药物治疗（拉坦前列腺素滴眼液、卡替洛尔滴眼液及甘露醇注射液静脉滴注），效果不佳，患者为求进一步诊治遂来我院。

既往史：确诊“鼻咽癌”5 年，曾行放疗、化疗（具体方案和剂量不详）。2 年前双眼因“泪囊炎”行手术治疗。诊断“陈旧性肺结核”1 年，无明显症状，未治疗。家族史无特殊。

入院眼部检查：视力：右眼 0.6，左眼 0.2，眼压：右眼 46.5mmHg（用药情况下），左眼 53.9mmHg（用药情况下）。双眼角膜透明，Kp（ − ），前房深，房闪（ − ），虹膜瞳孔缘可见新生血管（病例 19 图 1）。双眼瞳孔圆，右眼直径约 3mm，对光反射存在，左眼直径约 4mm，对光反射迟钝。双眼晶状体皮质轻度混浊。眼底：右眼视盘边界清，色稍红，可见细小新生血管，视网膜平伏；左眼视盘边界清，色淡，C/D 约 0.6，视网膜平伏，颞侧血管旁条索状出血，鼻侧和颞侧周边部视网膜血管呈白线状（病例 19 图 2）。前房角镜检查双眼房角开放，全周可见细小新生血管。视野检查：左眼管状视野，右眼结果可靠性差。OCT 检查：左眼视盘上方和下方视网膜神经纤维层变薄。眼 B 超未见异常。FFA 检查可见双眼视网膜周边部大量片状无灌注区，末梢血管荧光素渗漏，其间多发新生血管，提示为双眼视网膜静脉周围炎（病例 19 图 3）。

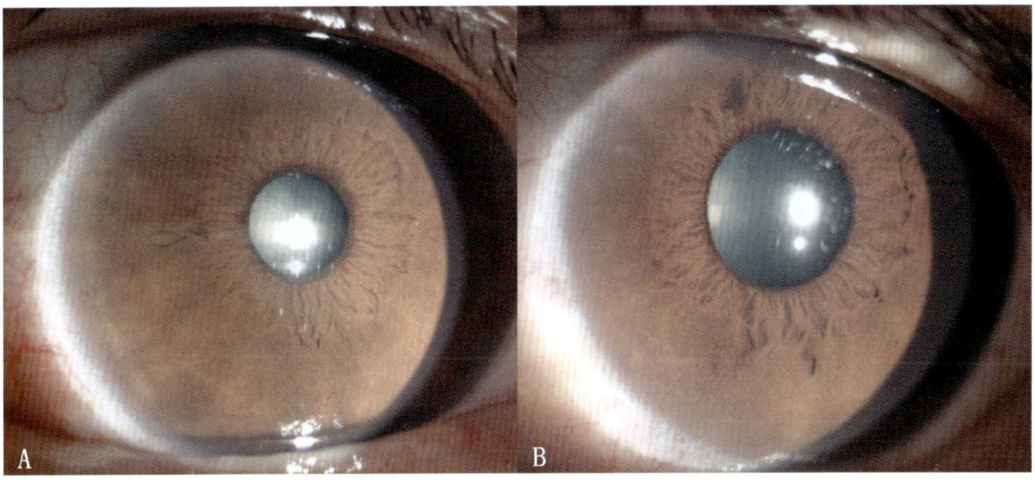

病例 19 图 1　裂隙灯显微镜下照片

注：A 示右眼，角膜透明，瞳孔直径 3mm，虹膜瞳孔缘可见细小新生血管；B 示左眼，角膜透明，瞳孔直径 5mm，虹膜瞳孔缘可见细小新生血管

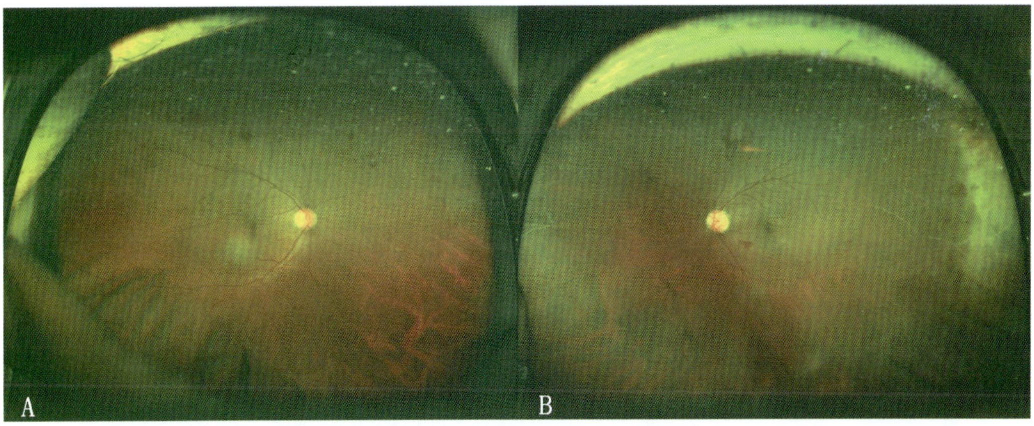

病例 19 图 2　双眼底欧宝照相

注：A 示右眼，血管弓上方散在点状出血；B 示左眼，视盘颞下方血管旁条索状出血，鼻侧和颞侧周边部视网膜血管呈白线状

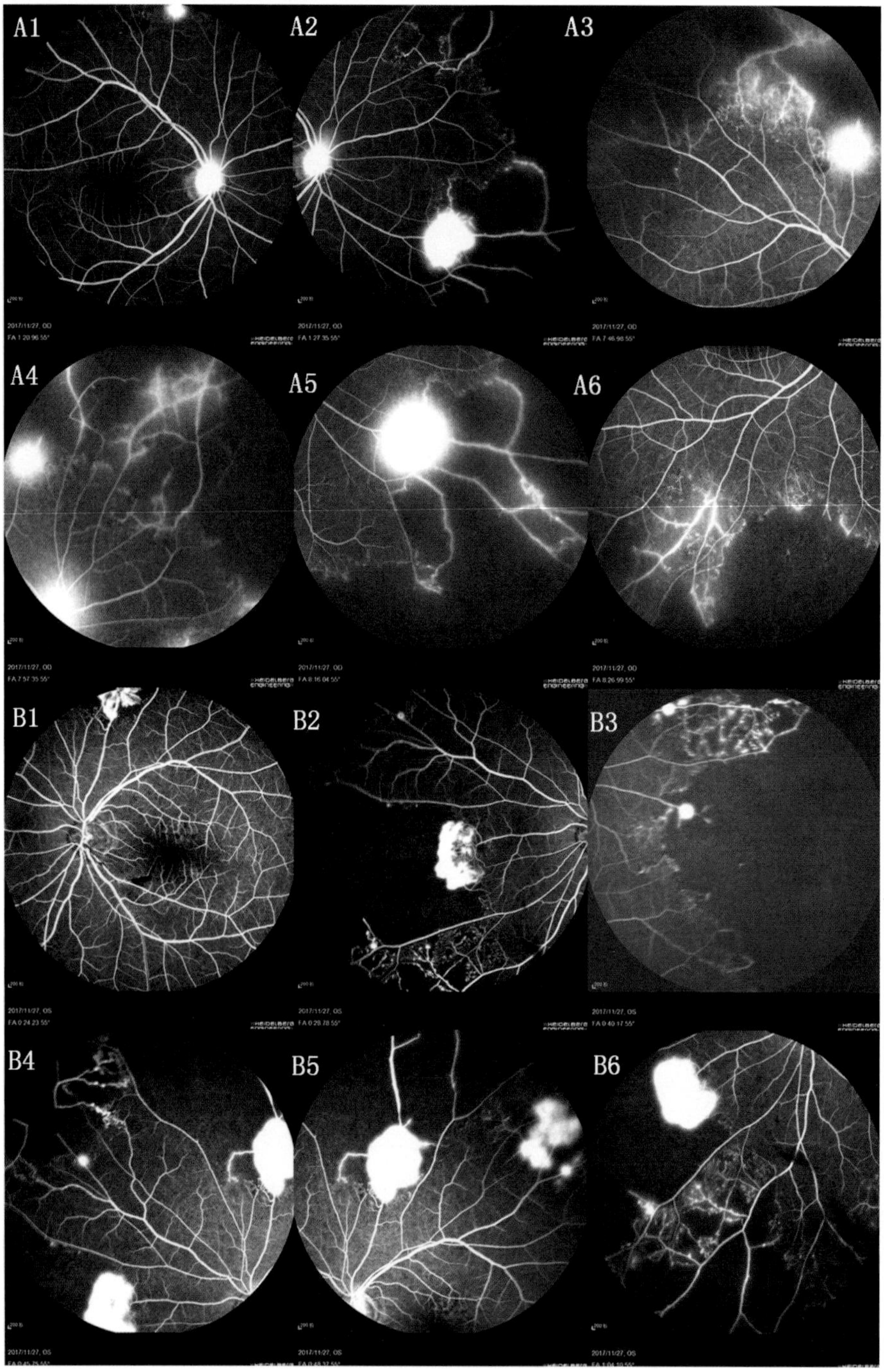

病例 19 图 3　荧光素眼底血管造影图片

注：A1 ~ A6(上方 6 张图)示右眼，视盘强荧光，周边部视网膜可见新生血管荧光素渗漏及大片毛细血管无灌注区；B1 ~ B6(下方 6 张图)示左眼，视盘上方以及鼻侧近中周部新生血管网，周边部视网膜大片毛细血管无灌注区

二、诊断

1. 双眼新生血管性青光眼。
2. 双眼视网膜静脉周围炎。
3. 双眼年龄相关性白内障。

三、治疗

入院后给予眼局部降眼压药物联合甘露醇注射液静脉滴注，双眼眼压波动于46.5～53.1mmHg，为了尽快降低眼压，保护视功能，于入院后第3天局麻下行左眼复合式小梁切除术，术后视力提高至0.4，眼压降至正常，术后第5天行双眼视网膜激光光凝治疗。视网膜激光治疗后，应用降眼压药物右眼眼压波动于29.9～33.2mmHg，故局麻下行右眼复合式小梁切除术，术后第1天眼压18.4mmHg，再次行双眼视网膜激光光凝治疗。右眼术后第4天，左眼术后第12天，视力：右眼0.6，左眼0.4，眼压：右眼7.3mmHg，左眼13.3mmHg，双眼结膜滤过泡弥散隆起，角膜透明，前房深，房闪(+)，虹膜周切口通畅，瞳孔缘新生血管消退(病例19图4)，晶状体皮质轻度混浊，眼底视网膜激光斑清晰(病例19图5)。

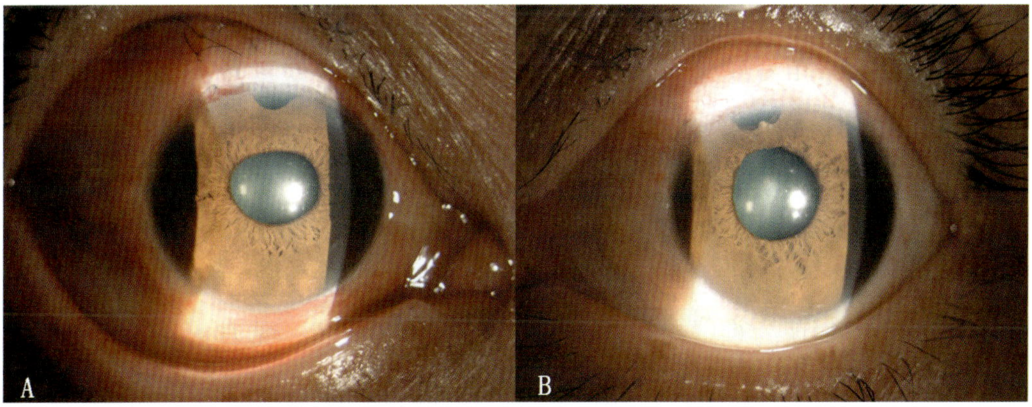

病例19图4　裂隙灯显微镜下照片

注：A示右眼，B示左眼，双眼角膜透明，虹膜周切口通畅，瞳孔缘新生血管已消退

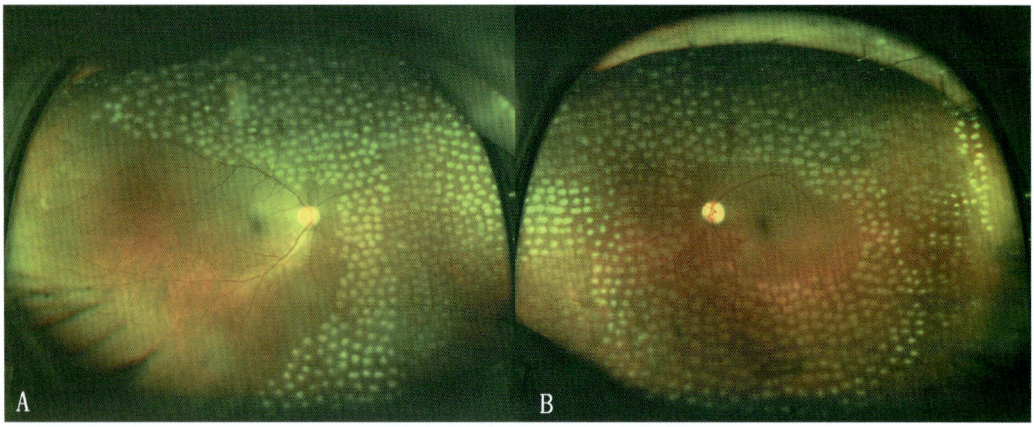

病例 19 图 5　双眼底欧宝照相

注：A 示右眼，B 示左眼，双眼视网膜激光斑清晰，右眼颞侧及颞下方视网膜尚未完成激光治疗

患者出院后 1 周当地医院复查，眼压右眼 10mmHg，左眼 12mmHg。出院后 1 个月当地医院复查，眼压右眼 19mmHg，左眼 28mmHg，左眼按摩后眼压 18mmHg。指导当地医院眼科医生给予双眼结膜下注释氟尿嘧啶 7.5mg/0.3ml，1 次/天，连用 3 天，同时指导患者按摩眼球。

四、病例分析

新生血管性青光眼(neovascular glaucoma，NVG)是由于各种原因引起的虹膜表面及前房角有新生血管及纤维血管膜形成，病变累及小梁网，最终可使周边虹膜与小梁网和角膜后壁粘连，引起房角关闭、房水外流受阻的一类继发性青光眼[1]。引起 NVG 最常见的病因包括视网膜中央静脉阻塞、糖尿病视网膜病变、眼缺血综合征。另外，眼内肿瘤、视网膜静脉周围炎、视网膜脱离修复术后、玻璃体切割术后及眼外伤等疾病均可产生虹膜新生血管导致 NVG。NVG 常表现为难以控制的眼压增高、眼球剧痛、视力下降等，治疗的关键是控制原发病，进一步通过药物或手术降低眼压，尽可能地减少患者视功能的损害。

视网膜静脉周围炎又名 Eales 病，多发生于 20～40 岁的男性患者，是一种特发性视网膜静脉炎，可累及动脉，多见于印度、中国等国家。病因不明，与结核感染、结核性变态反应有关，头面部慢性感染、内分泌失调、结节病或其他免疫系统疾病亦可引起[2]。双眼先后或同时发病，主要累及视网膜周边血管，随病程进展发生反复的玻璃体积血，甚至视网膜脱离而失明。早期不影响视力，多数患者因突发玻璃体积血，严重视力下降来诊。

本例患者因眼压高在当地医院诊断为双眼新生血管性青光眼，因药物治疗眼压失控转诊至我院。NVG 的有效治疗离不开原发病的诊治，因此，患者就诊后我们就积极查找引起 NVG 的原因。对于双眼 NVG，考虑全身病可能性大。患者否认糖尿病、高血压病史，入院检测血糖正常。患者既往有陈旧性结核病史，散瞳后发现眼底周边视网膜血管白线，因此疑诊为双眼视网膜静脉周围炎，通过 FFA 检查而明确诊断。本例患者有鼻咽癌病史，曾行放疗和化疗，需排除放射性视网膜病变。这两种病变均可双眼发病，眼底表现与 FFA 的特征极为相似，容易混淆，但有以下几个方面不同：①Eales 病的病理改变应从视网膜周边部开始，而放射性视网膜病变眼底主要病变在视网膜后极部和中周部，尤其是盘周部视网膜，视网膜周边部基本正常；②Eales 病最显著的病变在静脉和毛细血管，放射性视网膜病变的血管病变最显著的改变在毛细血管和小动脉，而静脉改变相对较轻。

NVG 分三期，即青光眼前期（虹膜红变期）、开角型青光眼期和闭角型青光眼期。早期，尽管虹膜、房角产生新生血管，但眼压仍在正常范围内，即青光眼前期，此期病情可逆，采取措施治理原发病，新生血管可消退。随着新生血管增多，虹膜及房角新生血管化的程度加重，大量的新生血管及纤维血管膜覆盖于虹膜前面，使小梁网滤过功能受阻，眼压开始增高，进入开角型青光眼期。纤维血管膜收缩、虹膜色素外翻导致虹膜前粘连、房角逐渐关闭，眼压持续升高，形成闭角型青光眼期，最终导致视功能的急剧丧失。临床上绝大多数患者来就诊时通常都已进入青光眼期，且药物控制效果不佳，此时需积极采取手术治疗。

小梁切除术后滤过泡容易瘢痕化，且新生血管可长入滤过口，常导致手术失败，一般不作为 NVG 的首选术式[3]。房水引流物植入术较单纯小梁切除术的成功率有所提高，但花费较大，联合应用抗代谢药物，能有效地抑制引流盘周围成纤维细胞的增生，可提高眼压控制的远期疗效[4]。当患者已丧失视力，高眼压导致眼痛，可行睫状体破坏性手术，包括睫状体光凝术、睫状体冷凝术等，此类手术有发生眼球萎缩的风险。最后，对于部分疼痛难忍、眼部条件较差、全身状况不能耐受睫状体破坏性手术的患者，可考虑全麻下行眼球摘除术。

改善视网膜缺血缺氧是 NVG 治疗的关键，对引起视网膜缺血的疾病进行早期治疗是预防虹膜红变及 NVG 的重要手段，最常用的为视网膜激光光凝治疗。近年来随着抗 VEGF 药物的广泛应用，抗 VEGF 药物已成为 NVG 治疗的有效辅助方法[5]。单一的手术或药物治疗均很难控制眼压，成功率较低，因此许多学者主张采用联合治疗，即药物、手术、激光综合应用于 NVG[6]。

本例患者来自山区，经济条件差，即使左眼激光治疗后眼压依然失控，因此最终双眼分别实施了小梁切除术，术中巩膜瓣及结膜瓣下放置氟尿嘧啶 5 分钟，抑制成纤维细胞生长，促使功能性滤过泡的形成。术后及时联合视网膜激光光凝治疗，促使视网膜新生血管消退，抑制新生血管进一步产生。小梁切除术后需定期复查，如果发现眼压升高，建议及时结膜下注射氟尿嘧啶，同时指导患者按摩眼球，促使房水不断流过滤过通道，抑制滤过通道堵塞。术后还应定期复查眼底造影，及时补充视网膜激光光凝，避免视网膜缺血缺氧导致新生血管的产生。

NVG 属于难治性青光眼，而其难治的原因在于新生血管可长入滤过口，造成滤过性手术的失败，且 NVG 患者的房水中相关因子可造成纤维血管膜的形成，使滤过通道瘢痕化，导致手术失败。因此，早期诊断、积极预防、采取有效措施抑制新生血管生成对于保护患者的视功能至关重要。

（尹铁梅　王伟伟）

参考文献

[1] 张秀兰．新生血管性青光眼是否难治．中华眼科杂志，2012，48(6)：488－491

[2] 赵芳，赵秉水，鞠宏．视网膜静脉周围炎的病程及治疗时机的临床分析．临床眼科杂志，2007，15(1)：22－23

[3] Kiuchi Y, Nakae K, Saito Y, et al. Pars plana vitrectomy and panretinal photocoagulation combined with trabeculectomy for successful treatment of neovascular glaucoma. Graefes Arch Clin Exp Ophthalmol, 2006, 244(12): 1627－1632

[4] Zhou M, Xu X, Zhang X, et al. Clinical outcomes of ahmed glaucoma valve implantation with or without intravitreal bevacizumab pretreatment for neovascular glaucoma: a systematic review and meta-analysis. J Glaucoma, 2016, 25(7): 551-557

[5] Kwon J, Sung KR. Effect of preoperative intravitreal bevacizumab on the surgical outcome of neovascular glaucoma at different stages. J Ophthalmol, 2017, 2017: 7672485

[6] Olmos LC, Lee RK. Medical and surgical treatment of neovascular glaucoma. Int Ophthalmol Clin, 2011, 51(3): 27-36

病例20　肺癌眼部转移继发青光眼

一、病例简介

患者,男，75岁，因“左眼间歇性胀痛1个月”之主诉就诊。

现病史：1个月前患者着凉后突然出现左眼胀痛，伴视力下降、头痛、恶心、呕吐等不适，就诊于当地医院，诊断为“倒睫”，给予拔倒睫以及抗感染药物治疗(具体不详)，上述症状无明显改善。近1个月来上述症状反复发作，今为求进一步治疗就诊于我院，门诊以“左眼继发性青光眼”收入院。

既往史：8个月前因咳嗽咳痰就诊于“唐都医院”，胸部CT提示右肺团块影，考虑恶性肿瘤，支气管镜活检提示纤维组织增生伴慢性炎症，6个月前复查胸部CT较前好转，1个月前再次咳嗽咳痰，一直未予治疗，无发热、胸痛、胸闷、气短等不适。

家族史无特殊。

眼部检查：视力：右眼0.2，左眼0.2。眼压：右眼6.5mmHg，左眼9.9mmHg(用药情况下)。右眼结膜无明显充血，角膜透明，Kp(－)，前房轴深4CT，周边>1/2CT，房闪(－)，瞳孔圆，直径3mm，对光反射迟钝，虹膜无前后粘连，晶状体皮质、核混浊，眼底模糊见视盘边界清晰，色淡红，C/D＝0.4，视网膜平伏。左眼结膜混合性充血，角膜上皮轻度水肿，Kp(－)，前房浅，中央2.5CT，周边1/2CT，房闪(－)，瞳孔不圆，直径4mm，对光反射消失，虹膜部分后粘连，鼻侧虹膜后可见占位性病变(病例20图1)，晶状体皮质、核混浊，眼底模糊可见鼻下方玻璃体腔占位性病变，视盘界清色淡，杯盘比不清，余观察不清。UBM提示左眼前房浅，房角关闭，5：00～8：30位睫状体中低回声占位性病变，5：00～9：00位睫状体脱离(病例20图2)。眼部A超测量眼轴长度右眼23.54mm，左眼23.75mm。眼部B超提示左眼球壁团状不均匀中低回声，凸向玻璃体腔，伴视网膜脱离（病例 20 图 3）。眼部彩色多普勒超声提示球壁隆起肿物，大小约 14.7mm×9.5mm，边缘清晰，显示膜样回声，眼部彩色多普勒超声血流成像（CDFI）示其周边可见散在的血流信号，考虑视网膜或脉络膜隆起病变并膜下积血不除外（病例 20 图 4）。

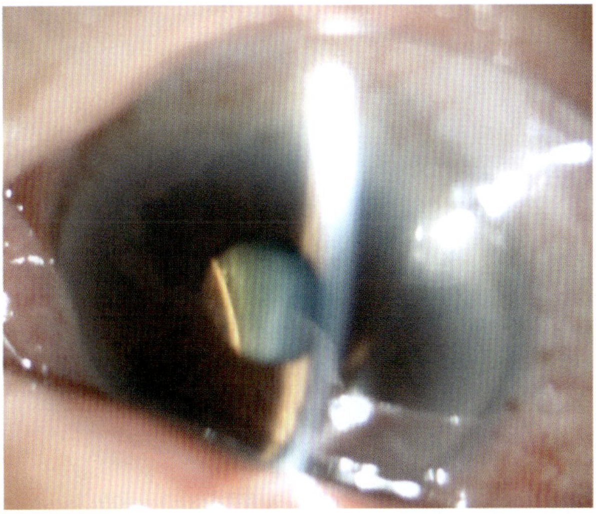

病例 20 图 1　裂隙灯显微镜下照片

注：结膜混合性充血，角膜上皮轻度水肿，前房浅，瞳孔不圆，直径 4mm，鼻侧虹膜后可见占位性病变

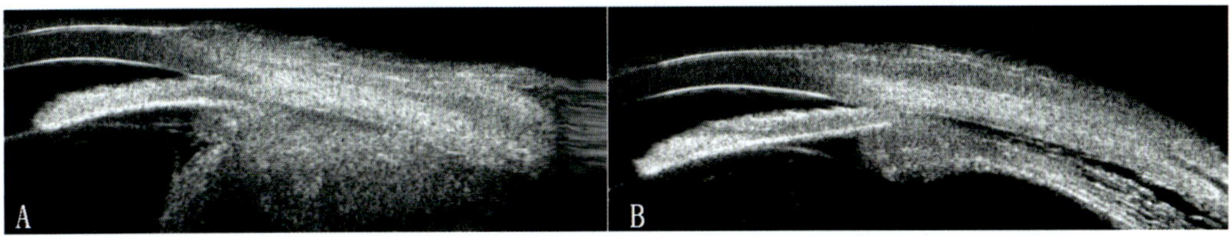

病例 20 图 2　超声生物显微镜图片

注：A 示房角关闭，睫状体中低回声占位性病变；B 示房角关闭，睫状体脱离

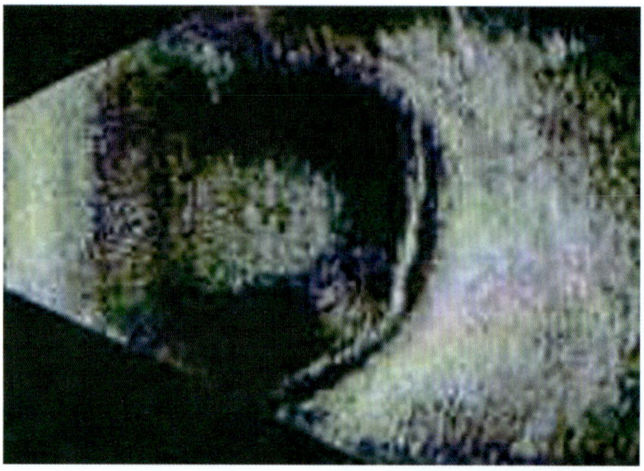

病例 20 图 3　眼部 B 超图片

注：球壁团状不均匀中低回声，凸向玻璃体腔，伴视网膜脱离

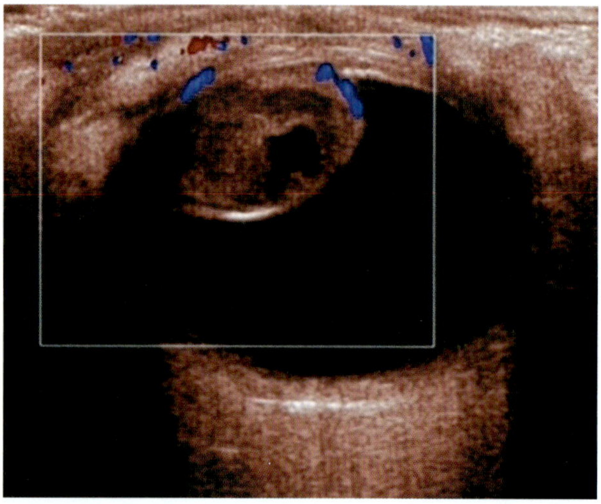

病例 20 图 4　眼部彩色多普勒超声图片，

注：球壁隆起肿物，大小约 14.7mm×9.5mm，边缘清晰，显示膜样回声，CDFI 在病灶周边可见散在的血流信号

二、诊断

1. 左眼继发性青光眼。
2. 左眼球壁占位性病变（转移癌？黑色素瘤？）。
3. 左眼睫状体脱离。
4. 左眼视网膜脱离。
5. 双眼年龄相关性白内障。

三、治疗

入院后给予布林佐胺滴眼液、卡替洛尔滴眼液降眼压治疗。眼眶 CT 提示左眼玻璃体腔弧形密度增高影，眼环后壁鼻侧结节状密度增高影，合并视网膜脱离、视网膜下积液。眼眶增强 MRI 提示：左眼球壁鼻侧下、后方可见丘状、弧状 T_1WI 低信号、T_2WI 低信号影，其内信号欠均，增强扫描呈中等强化（病例 20 图 5）。胸部 X 线摄影正侧位片提示左上肺以及右上肺小片状影。呼吸科会诊，结合患者既往咳嗽咳痰病史，考虑肺部肿瘤待排，完善肿瘤标志物检查。非小细胞肺癌相关抗原 21－1 升高至 5. 04ng/ml（正常参考范围 0～3. 3ng/ml），此时高度怀疑眼部占位来自肺癌转移。

患者左眼前房浅，虹膜膨隆，房角关闭，入院后第 3 天在表面麻醉下行左眼 YAG 激光虹膜周边切开术，2：00 位激光孔通畅，激光治疗 1 小时后眼压 11. 2mmHg。患者和家属要求去外院治疗肺部肿瘤，继而出院。患者在外院行肺部肿瘤病理组织检查确诊为肺鳞癌，术后给予化疗，但是患者病情进行性加重，于肺癌确诊半年后去世。

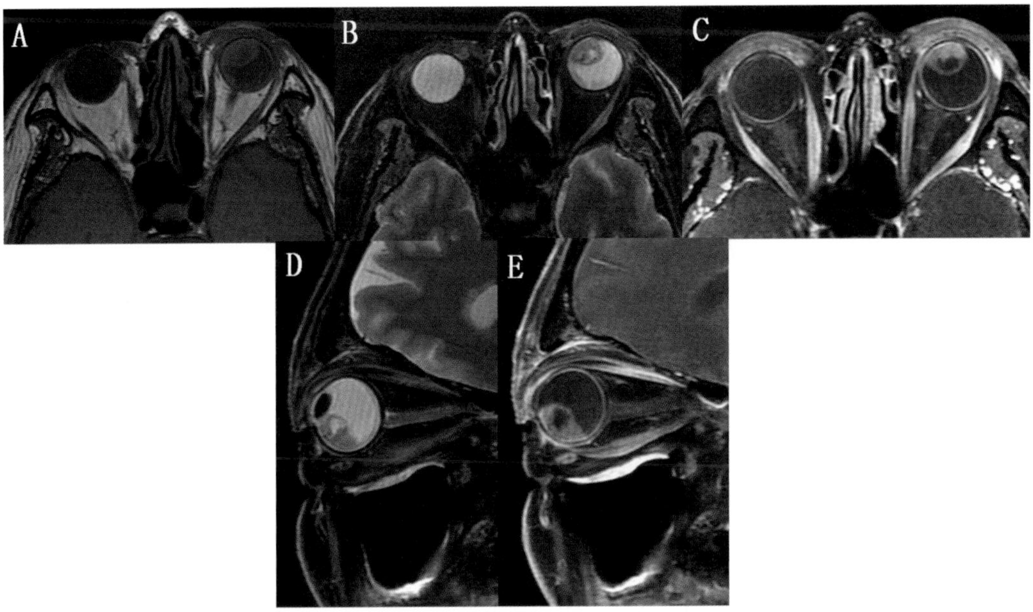

病例 20 图 5　眼部 MRI 图片

注：A 示冠状位 T_1WI 肿物低信号；B 示冠状位 T_2WI 肿物低信号；C 示冠状位肿物不均匀强化；D 示矢状位 T_2WI 肿物低信号；E 示矢状位肿物不均匀强化

四、病例分析

眼内占位性病变常为肿瘤，多位于脉络膜。成年人以恶性黑色素瘤、转移癌、血管瘤和骨瘤常见，前两种病变为恶性肿瘤，常危及患者生命。转移癌是全身其他部位的恶性肿瘤经血液循环转移至葡萄膜的恶性肿瘤，大多为肺癌和乳腺癌，患者常因视力下降首诊于眼科。病情进展较快，如何根据病史、眼部检查和各种影像学资料在术前做出准确判断，及时确诊，减少误诊误治非常重要。

睫状体肿瘤部位隐蔽，多在瘤体较大或侵犯虹膜、角巩膜时才被发现。影像学检查可见球形、半球形、丘状或片状实性肿物影，可伴有小的囊样腔隙，边界清晰，周围组织形态正常。吴中耀等[1]应用 UBM 研究虹膜睫状体肿瘤发现平滑肌瘤、神经鞘瘤和恶性黑色素瘤均为形态较规则、边界较清楚的较高内回声反射，转移癌则内回声反射不均匀，瘤体边界不清。刘桂琴等[2]研究发现虹膜睫状体肿瘤以恶性黑色素瘤最为常见，其次为转移癌。转移癌生长较快，压迫睫状神经，患者在出现虹膜睫状体炎和继发性青光眼以前可伴有眼痛和头痛，甚至恶心、呕吐。

脉络膜转移癌主要位于眼底后极部，表现为视网膜下黄白色、宽基底、实性隆起肿物，表面可见色素沉着，94% ~99% 扁平状生长，少数呈圆顶状，56.8% 伴有渗出性视网膜脱离，7% 瘤体破裂，可见视网膜下出血[3]。FFA 早期脉络膜肿物遮挡背景荧光，造影过程中出现点状强荧光，从肿物边缘开始，逐渐增多，晚期融合成斑驳样强荧光。肿物坏死部位始终为弱荧光，坏死边缘可见荧光素渗漏。无色素性脉络膜黑色素瘤多位于眼底周边部，常为单侧发生的孤立性病灶，早期出现渗出性视网膜脱离。FFA 可见视网膜血管及肿瘤血管双循环现象。脉络膜血管瘤多位于眼底后极部，多为中度隆起的椭圆形、橙红色病灶，生长缓慢，常单眼发生。FFA 在脉络膜期就可见到瘤体本身血管形态，然后渗漏迅速，出现浓密的强荧光并相互融合。脉络膜骨瘤常表现为眼底后极部黄白色、扁平隆起病灶，形状不规则，常有伪足样伸出，表面不平，可有色素脱失或沉着，晚期可出现新生血管。CT 显示病变区骨样密度具有重要的鉴别诊断意义。

当转移癌表现为非典型的球形或半球形时，较难与恶性黑色素瘤鉴别。后者易突破 Bruch 膜，肿瘤头部迅速生长，形成蘑菇样外观。蘑菇形肿瘤和挖空现象并非脉络膜黑色素瘤特有的征象，在脉络膜转移癌也可发生[4]。此时，详细询问病史，完善 MRI 检查具有重要的鉴别诊断意义。转移癌 MRI 表现为 T_1WI 与玻璃体一致或稍高信号，T_2WI 比玻璃体低的信号，用增强剂有轻度到中度加强。黑色素具有顺磁作用，因此脉络膜恶性黑色素瘤 T_1WI 呈高信号，T_2WI 则为低信号，增强剂均匀强化，与转移癌有明显区别[5]。

对于因眼部症状首诊于眼科的患者给予正确的诊断，并及时请其他相关科室会诊查找原发癌是眼科医师的重要职责。以眼部表现首诊于眼科的葡萄膜转移癌患者多数病情较重，进展迅速。治疗包括全身治疗和眼局部治疗。前者主要根据原发肿瘤的情况选择手术治疗联合手术后放射或者化学治疗，病情晚期不能手术者选择放射治疗或者化学治疗。近年来经瞳孔温热疗法[6]、眼局部放射治疗[7]，尤其是敷贴、质子束和 γ 刀治疗以及眼部辅助疗法（光动力学疗法[8]、玻璃体腔注射新生血管抑制药[9]），既可以避免眼球摘除又能使眼局部转移灶缩小，改善了患者生存期间的生活质量。局部板层巩膜睫状体切除及玻璃体视网膜联合手术已成为睫状体肿瘤的有效治疗方法之一[10]。

本例患者 UBM 图像为睫状体中低回声占位性病变，B 超提示内回声不均匀，患者就诊前 1 个月内反复出现左眼胀痛，伴视力下降、头痛、恶心、呕吐等不适，结合患者肺部病史，考虑转移癌可能性大。患者眼痛、头痛的原因，一方面是肿物侵犯睫状体，房角关闭导致眼压升高所致；另一方面与肿瘤压迫睫状神经有关。MRI 提示左眼球壁鼻侧下、后方丘状、弧状 T_1WI 和 T_2WI 不均匀低信号影，增强扫描呈中等强化。此外，该患者血液检查非小细胞肺癌相关抗原升高，高度怀疑转移癌。因患者前房浅，房角关闭，因此选择了远离瘤体的 2：00 位行 YAG 激光虹膜周边切开术，建议患者积极治疗原发病。患者在唐都医院行肺部肿瘤切除术，病例组织学检查确诊为肺鳞癌。首诊于眼科的葡萄膜转移癌患者多处于疾病晚期，预后差。虽然患者积极治疗肺癌，行肿瘤切除术后联合化疗，但是病情仍在进展，于肺癌确诊半年后去世。因此眼科医师认识葡萄膜转移癌的临床特点，正确诊断、尽早治疗眼部继发病灶和全身原发肿瘤对改善患者的生活质量、延长患者的生存时间至关重要。

（王伟伟　刘建荣）

参 考 文 献

[1] 吴中耀，杨华胜，颜建华，等.虹膜睫状体肿物的超声生物显微镜检查.中华眼底病杂志，2002，18(2)：128-130

[2] 刘桂琴，吴中耀，冯官光，等.虹膜睫状体肿瘤37例的临床分析.中华眼科杂志，2003，39(2)：77-80

[3] 王伟伟，叶俊杰，贾会云，等.脉络膜转移癌的眼底表现.中华实验眼科杂志，2010，28(10)：959-963

[4] 张虹，宋国祥.B型超声及彩色多普勒超声在眼内肿瘤诊断和鉴别诊断中的应用.中华医学超声杂志(电子版)，2007，4(5)：276

[5] 王晓鹏，颜建华.脉络膜肿瘤的临床和影像学特征分析.中国实用眼科杂志，2012，30(2)：141-145

[6] Kreusel KM, Wiegel T, Stange M, et al. Choroidal metastasis in disseminated lung cancer: frequency and risk factors. Am J Ophthalmol, 2002, 134(3): 445-447

[7] Wang TJ, Chen MS, Yang CM, et al. Subthreshold transpupillary thermotherapy for early resolution of foveal subretinal fluid in choroidal metastasis. Retina, 2006, 26(4): 391-395

[8] Isola V, Pece A, Pierro L. Photodynamic therapy with verteporfin of choroidal malignancy from breast cancer. Am J Ophthalmol, 2006, 142(5): 885-887

[9] Kuo IC, Haller JA, Maffrand R, et al. Regression of a subfoveal choroidal metastasis of colorectal carcinoma after intravitreous bevacizumab treatment. Arch Ophthalmol, 2008, 126(9): 1311-1313

[10] 魏文斌，胡士敏，朱晓青，等.睫状体肿瘤局部切除联合玻璃体视网膜手术的疗效分析.中华眼科杂志，2002，38(5)：286-288

病例 21　妊娠期原发性开角型青光眼

一、病例简介

患者，女，25 岁，因“体检发现眼压高诊断高眼压症 1 年”就诊。

现病史：患者 1 年前在外院体检时发现双眼眼压高，查日曲线眼压：右眼 21 ~ 26.4mmHg，左眼 25.7 ~ 31.1mmHg，中央角膜厚度（CCT）：右眼 542μm，左眼 537μm（具体测量方法不详），Octopus 视野未见异常（病例 21 图 1），诊断为双眼高眼压症，给予前列腺素类滴眼液，1 次/晚，眼压可控制在正常范围。近 2 个月来患者停用降眼压药物，为求进一步诊断和治疗就诊于我院。

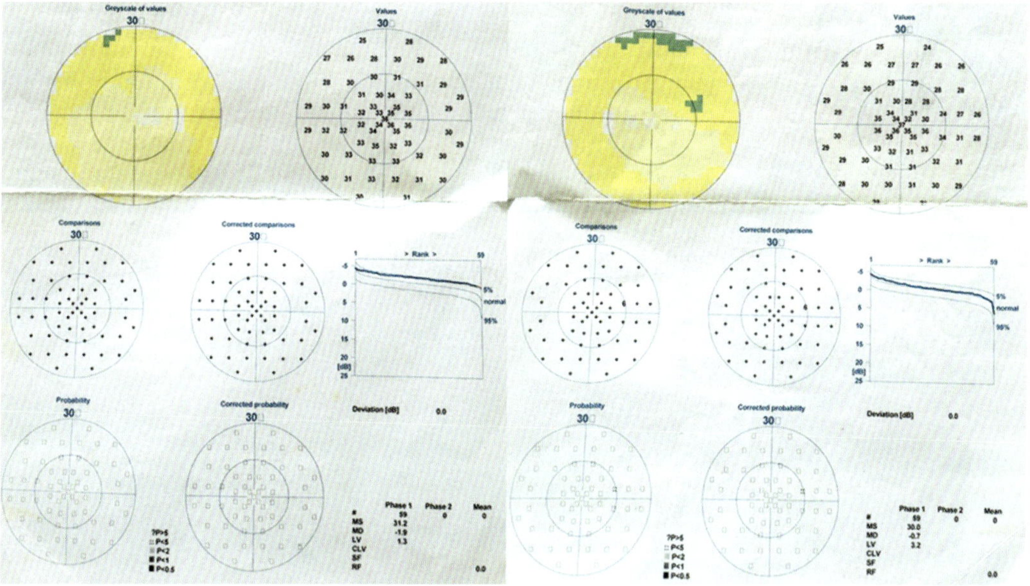

病例 21 图 1　双眼 Octopus 视野检查结果

既往史：双眼近视12年，右眼 -5.75DS = 1.0，左眼 -6.25DS = 1.0。家族史：父亲有高眼压症病史，奶奶有青光眼(具体类型不详)病史。

眼部检查：矫正视力：双眼 1.0，眼压：右眼 19.7mmHg，左眼 22.2mmHg。双眼角膜透明，Kp（-），前房深，房闪（-），虹膜无前后粘连，瞳孔等大等圆，直径约3mm，直接、间接对光反射灵敏，晶状体透明。眼底：双眼豹纹状，视盘斜入，颞侧可见脉络膜萎缩弧，视盘色淡红边界清，右眼 C/D = 0.3，左眼 C/D = 0.5，左眼颞下方盘沿窄，可见束状视网膜神经纤维层（RNFL）缺损（病例21 图2）。双眼视网膜未见出血、渗出。前房角镜检查双眼房角开放。CCT：右眼 552μm，左眼 548μm（超声角膜测厚法）。Humphrey 视野：右眼正常，左眼旁中心暗点（病例21 图3）。RTVue OCT：右眼颞上、左眼颞下 RNFL 薄，双眼视网膜神经节细胞复合体（GCC）变薄（病例21 图4）。

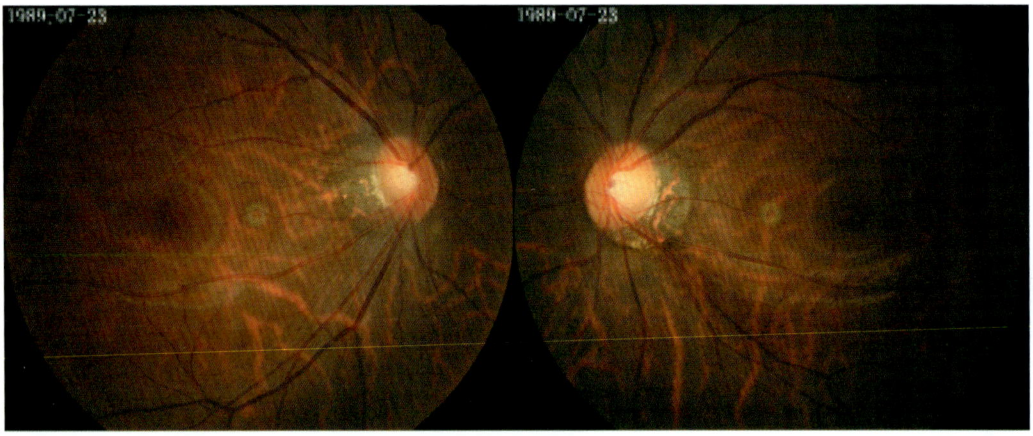

病例21 图2　双眼底彩色立体相

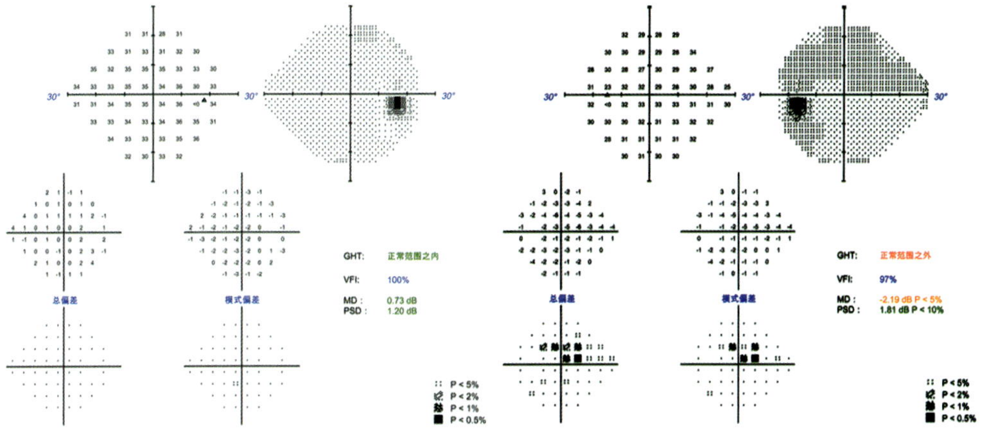

病例 21 图 3　双眼 Humphrey 视野检查结果

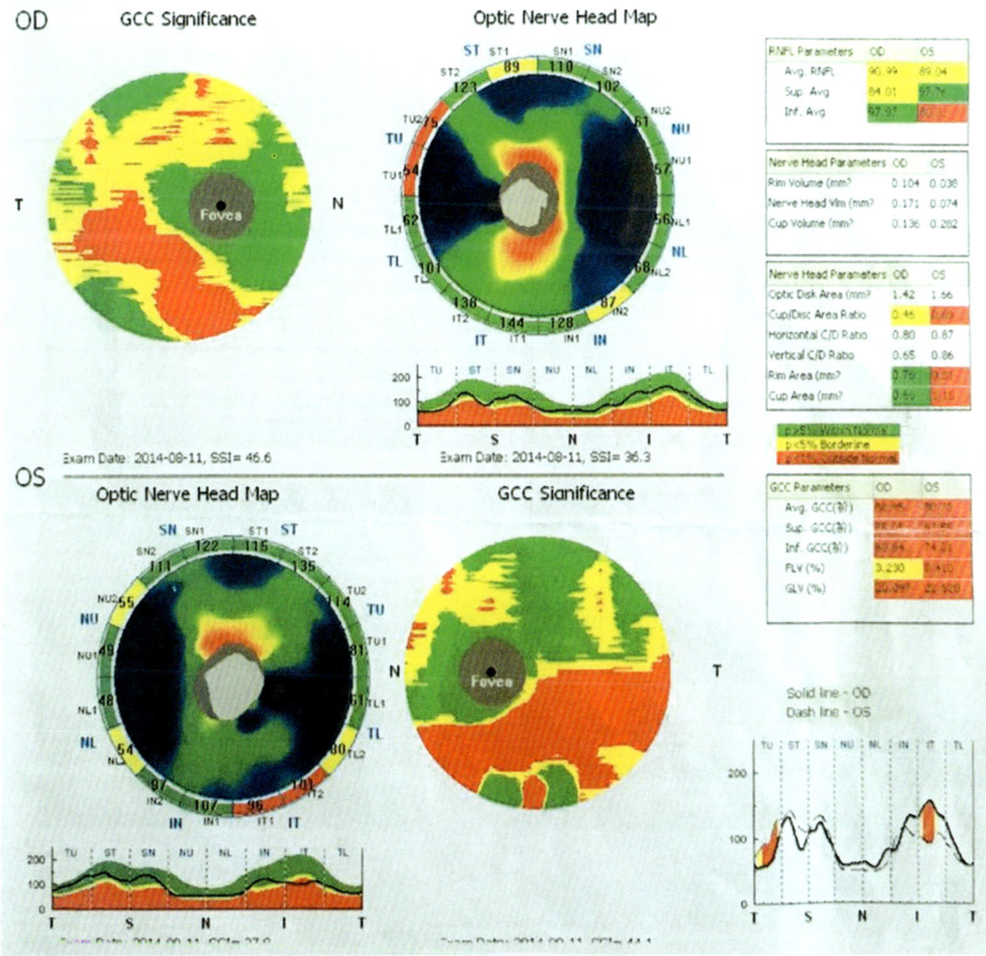

病例 21 图 4　双眼 RTVue OCT 检查结果

二、诊断

1. 双眼原发性开角型青光眼。
2. 双眼屈光不正。

三、治疗

继续给予前列腺素类滴眼液，1 次/晚，嘱患者规律用药。1 个月后患者复诊，用药下 24 小时眼压：右眼 11.0～17.7mmHg，左眼 11.7～18.3mmHg（病例 21 图 5）。嘱患者继续用药，3～6 个月复诊。患者 2 个月后（2014 年 10 月 21 日）复诊，告知自己怀孕。经与患者和家属充分沟通病情，患者最终决定继续用苏为坦（曲伏前列素滴眼液）每晚治疗，并嘱患者每次滴眼后按压泪囊区以减少药物的全身吸收。患者孕晚期、产后 4 个月及产后 10 个月复诊，眼压控制良好，眼底视杯无扩大（病例 21 图 6），视野无明显进展（病例 21 图 7），RNFL 亦无明显变薄（病例 21 图 8）。

24小时眼压测量结果

时间	OD				OS			
	1	2	3	均值	1	2	3	均值
10:00	18	17	18	17.7	17	17	17	17.0
14:00	13	13	13	13.0	13	13	13	13.0
18:00	14	15	15	14.7	16	17	17	16.7
22:00	11	11	11	11.0	11	12	12	11.7
2:00	14	15	16	15.0	15	14	14	14.3
6:00	13	14	15	14.0	15	15	14	14.7
8:00	15	15	15	15.0	19	18	18	18.3

	时间	OD	OS
峰值		17.7	18.3
谷值		11	11.7
眼压波动		6.7	6.6

角膜厚度

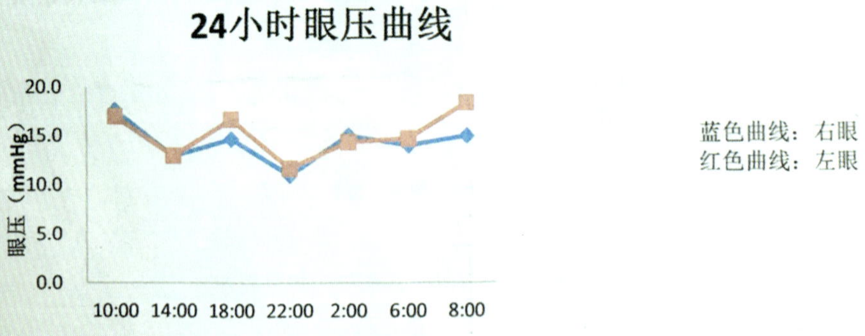

病例 21 图 5　双眼 24 小时眼压检查结果

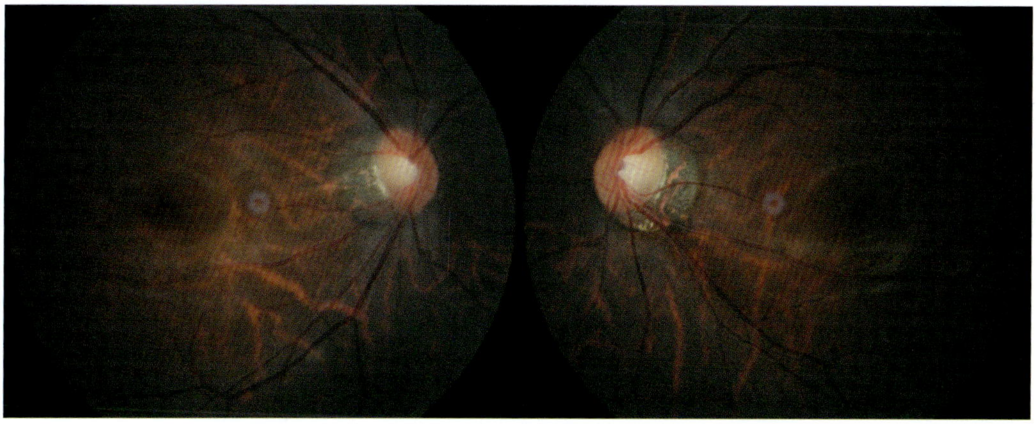

病例 21 图 6　患者末次复诊时双眼底彩色立体相

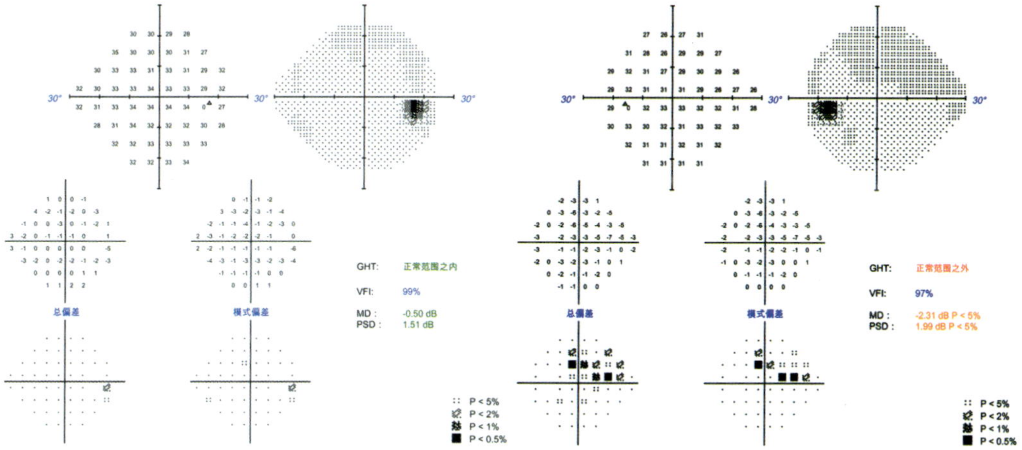

病例 21 图 7　末次复诊时双眼 Humphrey 视野检查结果

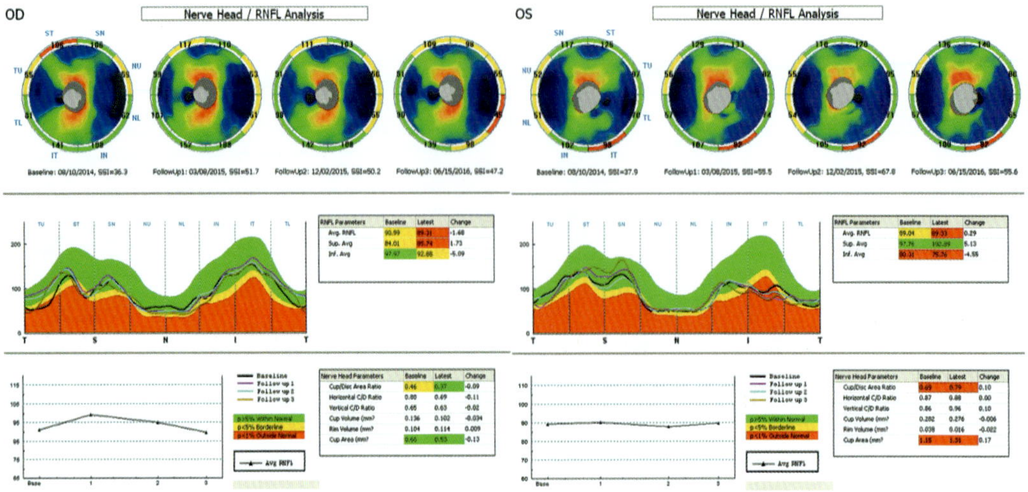

病例 21 图 8　随诊期间双眼 RTVue OCT 检查结果

四、病例分析

高眼压症是指眼压多次测量超过正常上限，但未发现青光眼性 RNFL 缺损和(或)视野损害，CCT 在正常范围内，房角开放，需定期随访观察眼底视盘、RNFL 厚度和视野有无改变。高眼压症在普通人群中的患病率为 2%，在 40 岁以上人群中的患病率为 4% ~10%[1]。“高眼压症治疗研究”结果提示未经治疗的高眼压症患者 5 年后进展为青光眼的占 9.5%[2]。我国原发性青光眼诊断与治疗专家共识(2014 年)建议“眼压 >25mmHg 且 CCT≤555μm 者具有较高的危险性，建议给予降眼压治疗”[3]。本例患者初次外院就诊时病历上未见眼底视盘形态及 C/D 的描述，也无 RNFL 检查，因此是否诊断为高眼压症是值得商榷的。由于患者日曲线眼压峰值 >25mmHg，并且 CCT <555μm，给予积极治疗是正确的。但是同时医师应告知患者坚持用药的重要性以及可能进展为青光眼的危害性，从而加强患者用药的依从性，避免视功能损害。

本例患者从发现高眼压无视野损害到出现视野缺损仅 1 年时间，由此可见对于合并有近视的高眼压症患者一定要引起重视，积极干预非常重要。降低眼压是目前治疗青光眼的唯一有效措施，可选择药物、激光或者手术治疗。对于初次确诊为 POAG 的年轻患者，简单便捷的药物治疗是首选。前列腺素类衍生物因其良好的安全性、有效持久的降眼压效果和使用频次少已经成为

POAG 的一线用药。我们选择此类药物治疗 1 个月后进行 24 小时眼压检查，眼压峰值≤18.3mmHg，结合患者眼底杯盘比、RNFL 及视野情况，基本达到目标眼压。

然而当患者在治疗过程中转变成为一名孕妇时，究竟是停药、维持原有治疗、激光还是手术治疗？由于伦理学等问题，目前尚没有任何一种眼科药物做过孕妇的临床试验。有研究认为妊娠期激素水平变化可以导致眼压下降，并且高眼压症患者较眼压正常者下降幅度大[4,5]。但是也有研究认为，妊娠期妇女的眼压并未下降[6]。有关青光眼患者妊娠期间治疗方案选择的研究亦非常少，各个研究之间的结论也不一致，这就给临床医师带来了挑战，如何权衡治疗方案带给患者及胎儿的影响呢？

青光眼滤过性手术对于年轻患者效果较差，术中、术后用药也可能影响胎儿发育，并且患者病情较轻尚处于 POAG 早期，不考虑手术治疗。选择性激光小梁成形术可以作为部分 POAG 患者的首选治疗，但降眼压效果随着时间的延长而减弱[7]。理论上青光眼药物治疗可能会对胎儿产生不利影响，比如 β 肾上腺素能受体拮抗药可能导致胎儿心律不齐和生长异常，碳酸酐酶抑制药可能出现胎儿低钾血症、畸形生长，α 受体激动药可能导致胎儿中枢神经系统抑制，前列腺素类衍生物可能诱发早产。然而，目前的研究和文献报道认为，用这些抗青光眼药物常规剂量对妊娠期青光眼患者治疗并没有出现临床不利影响，但有可能导致胎儿低体重[8]。

不论选择哪种具体的治疗方案，都可能存在对患者或者胎儿潜在的危害，因此很有必要与患者及家属进行充分的沟通。患者告知我们，自己从事文字编辑工作，特别重视视功能的好坏。前期因为没有诊断青光眼，没有意识到早期积极治疗对于保护视功能的意义，不规律用药及停药导致病情进展，出现左眼视野缺损。所以现在即使怀孕也要保护好眼睛，暂不考虑激光治疗，坚持原治疗方案。患者孕晚期复诊时视野和 RNFL 较前无明显变化，产科检查胎儿亦无异常，最终于孕 40 周产下一体重正常胎儿。此外，该患者坚持母乳喂养，至末次随访患者孩子已经 10 个多月，未发现任何异常。由此可见，对于部分妊娠期青光眼患者给予有效的药物治疗是安全的，选择最小的药物治疗剂量达到最佳的治疗效果从而避免对胎儿的损伤。但是，目前对于妊娠期青光眼患者药物安全性的研究很少，单个病例仅能提供有限的经验参考，与患者及家属充分沟通病情，告知青光眼的危害以及青光眼治疗可能对胎儿的损伤是非常重要的。

（王伟伟　王怀洲）

参考文献

[1] 李建军，王爽，徐亮．高眼压症．国外医学眼科学分册，2005，29(2)：66－70

[2] Song C, De Moraes CG, Forchheimer I, et al. Risk calculation variability over time in ocular hypertensive subjects. J Glaucoma, 2014, 23(1): 1－4

[3] 中华医学会眼科学分会青光眼学组．我国原发性青光眼诊断和治疗专家共识(2014年)．中华眼科杂志，2014，50(5)：382－383

[4] Ata[s] M, Duru N, Ulusoy DM, et al. Evaluation of anterior segment parameters during and after pregnancy. Cont Lens Anterior Eye, 2014, 37(6): 447－450

[5] Ebeigbe JA, Ebeigbe PN, Ighoroje AD. Intraocular pressure in pregnant and non－pregnant Nigerian women. Afr J Reprod Health, 2011, 15(4): 20－23

[6] Ibraheem WA, Ibraheem AB, Tjani AM, et al. Tear Film Functions and Intraocular Pressure Changes in Pregnancy. Afr J Reprod Health, 2015, 19(4): 118－122

[7] Gracner T, Falez M, Gracner B, et al. Long－term follow－up of selective laser trabeculoplasty in primary open－angle glaucoma. Klin Monbl Augenheilkd, 2006, 223(9): 743－747

[8] Razeghinejad MR, Nowroozzadeh MH. Anti－glaucoma medication exposure in pregnancy: an observational study and literature review. Clin Exp Optom, 2010, 93(6): 458－465

病例 22　Sturge－Weber 综合征继发青光眼

一、病例简介

患者，男，31 岁，以“右眼视物不清伴眼胀 4 年余”之主诉就诊。

现病史：患者 4 年来无明显诱因下出现右眼视物不清，伴有眼胀，偶有雾视，不伴眼红、头疼等不适，未予重视。现自觉视物不清伴视野缩小来就诊。

既往体健，个人史、家族史无特殊。

查体：患者右颞侧颜面部皮肤可见葡萄酒色血管瘤（病例 22 图 1），余全身检查未见明显异常。眼部检查：视力：右眼 0.6，左眼 1.2。眼压：右眼 28.0mmHg，左眼 13.7mmHg。右眼球结膜及巩膜可见血管瘤，角膜透明，Kp（－），前房深，房闪（－），虹膜纹理清晰，无前后粘连，瞳孔圆，直径约 3mm，对光反射迟钝，晶状体透明，眼底视盘边界清，色苍白，C/D＝1.0，视网膜平伏。左眼前后节无特殊。双眼房角镜检查：宽角，全周开放，色素Ⅰ级。视野检查：右眼颞侧视岛。吲哚菁绿脉络膜血管造影（ICGA）：未见脉络膜血管瘤。头颅 CT：未见异常。

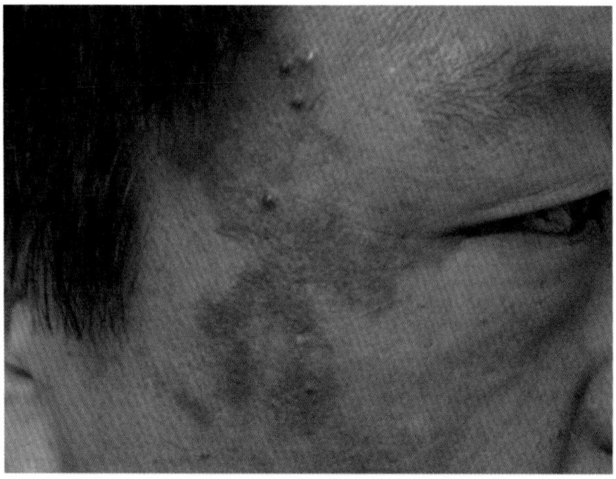

病例 22 图 1　患者右颞侧皮肤血管瘤

二、诊断

1. Sturge - Weber 综合征。

2. 右眼继发性青光眼。

三、治疗

应用卡替洛尔滴眼液 2 次/天，布林佐胺滴眼液 3 次/天，溴莫尼定滴眼液 3 次/天 降眼压后，眼压控制不佳，局部麻醉下行右眼小梁切除术。术晨右眼眼压 28.2mmHg，手术部位选择血管瘤较少的颞下方，依次做结膜瓣和巩膜瓣，巩膜瓣下放置浓度为 0.33mg/ml 丝裂霉素棉片 3 分钟，50ml 生理盐水充分冲洗，侧切口缓慢放液降低眼压，切除小梁组织过程中眼压明显升高，虹膜脱出，立即切除周边虹膜并还纳虹膜组织后迅速缝合巩膜瓣，同时静脉快速滴注 20% 甘露醇 250ml，术毕见瞳孔圆，指侧眼压 T+1。术后第 1 天右眼滤过泡弥散，前房浅 Ⅱa，检查眼底视网膜平伏，术后第 3 天前房深度恢复正常，右眼视力 0.1，眼压 10.7mmHg，验光 -6.00DS/-2.00DS×160°=0.3。

四、病例分析

Sturge - Weber 综合征亦称脑 - 颜面血管瘤综合征，是一种以面部和软脑膜血管瘤病为主要特征的先天性神经皮肤综合征，侵犯面部者称“葡萄酒色痣”，主要累及单侧三叉神经分布区(眼支多见)；软脑膜血管瘤多与面部病变同侧(80%)，少数累及双侧(20%)。有 30% ~71% 的患者合并青光眼，40% 的患者合并脉络膜血管瘤[1]。本例患者头颅 CT 以及眼底 ICGA 造影均未发现异常，眼科检查眼压高，视野损害明显，故诊断明确。

Sturge – Weber 综合征继发青光眼的机制有两种理论：①房水外流受阻：由于房角发生异常改变影响房水外流，引起眼压升高；②上巩膜静脉压增高：由于上巩膜静脉压增高导致集合管及 Schlemm 管的压力增高，从而造成房水外流阻力的增加[2]。

Sturge – Weber 综合征患者抗青光眼手术因为眼部结构异常，手术实施困难。术中、术后可能出现的并发症包括：暴发性脉络膜上腔出血、突发性急性脉络膜渗漏、浅前房和浅层巩膜出血[3~4]。因此，术前完善相关检查，充分降低眼压，选择合适的手术部位；术中轻柔操作，缓慢降低眼压，术后防止眼压过低都是减少以上并发症的重要手段。

突发性急性脉络膜渗漏在临床中定义为一种内眼手术中急性出现的眼压升高，而未证实伴有脉络膜上腔出血临床现象。此患者在术中即出现了 Sturge – Weber 综合征这一并发症。术前、术中应用高渗剂充分降低眼压，手术技巧熟练，术中操作轻柔、迅速，均能减少脉络膜渗漏的发生。术后患者出现浅前房，屈光状态近视化漂移，分析这与晶状体位置前移有关。以上两种因素导致了患者术后视力较术前降低。

Sturge – Weber 综合征继发性青光眼的诊断在临床中并不困难，但是此类患者手术需谨慎进行，术前需充分估计并发症发生的风险。

（李兴育）

参考文献

[1] Sujansky E, Conradi S. Outcome of Sturge – Weber syndrome in 52 adults. Am J Med Genet, 1995, 57: 35 – 45

[2] Cheng K. Ophthalmologic manifestations of Sturge – Weber syndrome. In: Bodensteiner JB, Roach ES, eds. Sturge – Weber syndrome. Mount Freedom, NJ: The Sturge – Weber Foundation, 1999, 17 – 26

[3] 张文松，周鸿雁，徐韶琳，等. Sturge – Weber 综合征青光眼滤过术后迟发性脉络膜上腔出血临床分析. 中国实用眼科杂志，2005，23(9)：1001 – 1002

[4] 刘金华，张庆平，周平．Sturge－Weber 综合征青光眼手术后并发严重脉络膜脱离一例．中华眼底病杂志，2002，18(3)：241－242

病例 23　白内障术后干眼

一、病例简介

患者，女，62 岁，因“左眼磨痛、视力下降 2 周”之主诉就诊。

现病史：2 周前患者无明显诱因出现左眼磨痛、视力下降，伴眼红不适，就诊于我院眼科门诊，发现角膜上皮剥脱，转至眼表专科。

既往史：高血压病 5 年，2 型糖尿病 10 年。1 个月前在我院行左眼白内障超声乳化吸出人工晶状体植入术。

家族史及个人史均无特殊。

眼部检查：视力：右眼 0.6，左眼 0.2。眼压：右眼 16.3mmHg，左眼 15.5mmHg。右眼结膜无充血，角膜透明，Kp(－)，前房深，房闪(－)，瞳孔圆，直径 3mm，对光反射灵敏，晶状体皮质混浊。左眼结膜充血，角膜透明，Kp(－)，上皮弥散性点状剥脱，瞳孔下方弧形浅基质浸润灶(病例 23 图 1A)，荧光素着染(病例 23 图 1B)，前房深，房闪(－)，浮游细胞(－)，瞳孔圆，直径 3mm，对光反射灵敏，人工晶状体位正。双眼底视网膜平伏，视盘边界清，色淡红，C/D＝0.3。

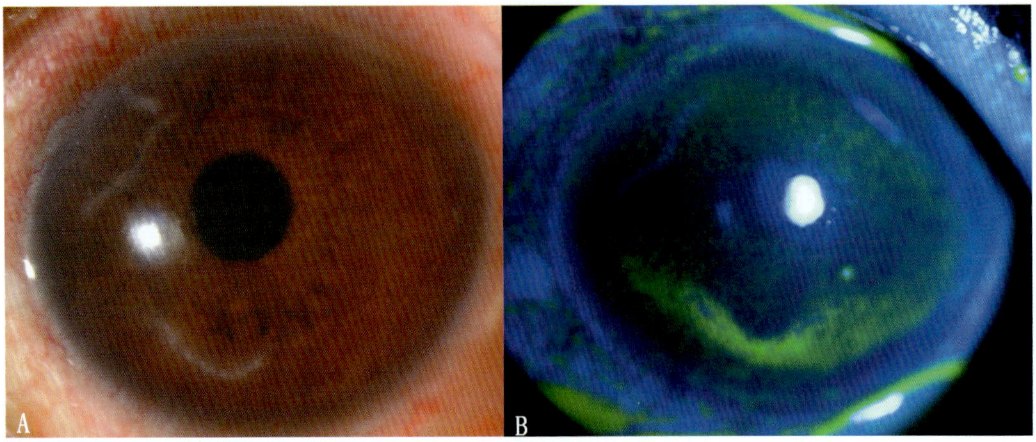

病例 23 图 1　裂隙灯显微镜下照片

注：A 示结膜充血，角膜上皮点状剥脱，瞳孔下方弧形浅基质浸润灶；B 示荧光素染色，上皮弥散性点状着染，瞳孔下方片状着染

二、诊断

1. 左眼干眼。
2. 左眼人工晶状体眼。
3. 右眼年龄相关性白内障。

三、治疗

给予左眼重组牛碱性成纤维细胞生长因子眼液 4 次/天，不含防腐剂的人工泪液 3 次/天，氟米龙滴眼液 2 次/天，同时嘱患者热敷左眼 2 次/天。1 周后复查，患者左眼不适明显改善，视力提高至 0.6，角膜透明，除瞳孔下方外上皮剥脱已愈（病例 23 图 2A），荧光素染色范围明显缩小（病例 23 图 2B）。嘱患者氟米龙滴眼液减量至 1 次/天，余药物用法不变。再过 1 周后复诊，左眼视力已提高至 0.8，角膜上皮完全修复，基质浸润灶消退（病例 23 图 3A），荧光素无染色（病例 23 图 3B）。

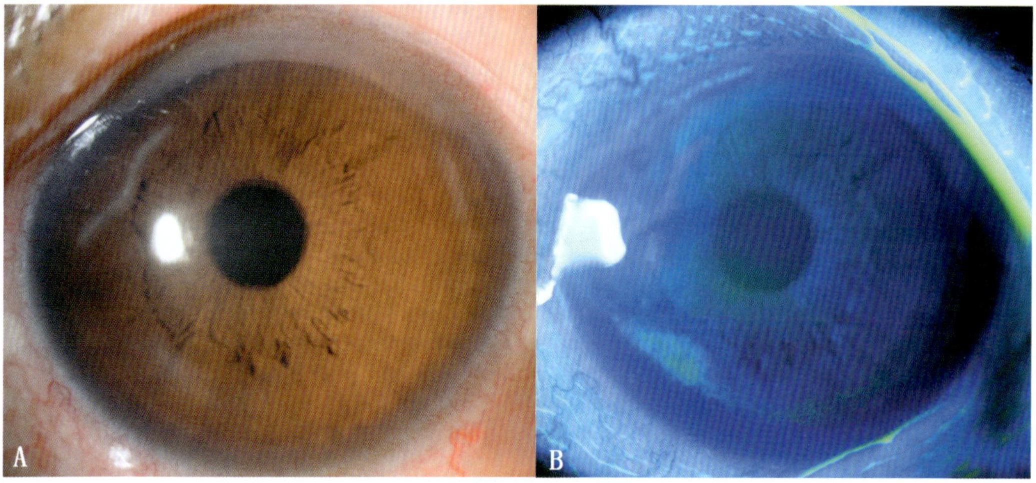

病例 23 图 2　裂隙灯显微镜下照片

注：A 示角膜透明，瞳孔鼻下方片状浅基质浸润灶；B 示荧光素染色，瞳孔下方片状着染

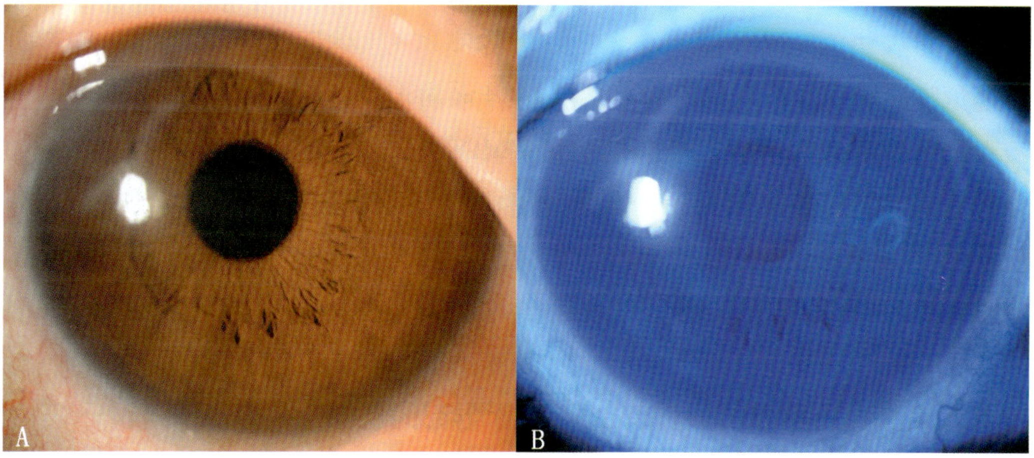

病例 23 图 3　裂隙灯显微镜下照片

注：A 示角膜透明，浸润灶已完全吸收；B 示荧光素染色无着染

四、病例分析

几乎所有眼科手术可引起泪膜不稳定，造成术后干眼。多数白内障患者为中老年人，泪液分泌功能已经下降，对各种损伤因素的抵御能力较差，手术后更容易产生泪液异常[1]。早期出现角膜上皮水肿及角膜点状染色，处理

不当时会发生角膜上皮缺损，甚至发展为迁延性溃疡。因此，充分重视白内障患者术后干眼问题，及时发现和正确处理，可以帮助患者更好的恢复视力[2]。

白内障术后干眼需与病毒性角膜炎、细菌性角膜炎和睑缘炎相关性角结膜病变鉴别。如果未能及时发现与处理，尤其是将其作为上述疾病进行治疗，频繁应用抗病毒或者抗菌药物反而会加重病情，导致角膜上皮缺损，甚至溃疡形成，严重影响视功能。

白内障术后干眼可分为早期干眼和慢性干眼。前者指的是术后1个月内患者泪液分泌减少，伴有干眼症状与体征。患者术前泪液功能大多正常，泪液分泌暂时性减少。术后局部用药次数过频，药物或防腐剂均可对角结膜上皮细胞产生毒性作用，还会导致结膜杯状细胞数量减少，影响泪膜稳定性。及时发现早期可逆性干眼，积极治疗，多数患者在术后3个月内恢复正常。

慢性干眼指的是手术后3个月，泪液功能仍不能恢复，常为不可逆性。患者术前多已存在干眼，若未及时治疗，手术及术后各种因素加重干眼，出现弥散性点状角结膜上皮病变、反复上皮糜烂或缺损、丝状角膜炎，严重时出现角膜溃疡，甚至角膜溶解。部分患者术前泪液分泌已处于临界状态，手术和术后因素破坏了原来微弱的泪液产出平衡状态，泪液分泌明显下降，如果术后未能及时发现和处理，也会发展成为慢性干眼。此外，手术破坏部分角膜神经，影响泪液分泌的神经反射弧，直接影响泪液分泌；神经切断后还会影响神经对角膜上皮细胞的营养作用，抑制上皮细胞分裂增生和黏附。因此，手术操作要轻柔，需全方位保护角膜，尽量减少对角膜上皮的机械损伤，熟练手术技巧，缩短手术时间，减少手术创面的暴露时间和暴露面积。

研究发现，糖尿病导致泪液分泌和成分的异常改变、角膜敏感度下降、角膜上皮再生延迟等[3]。老年女性卵巢分泌功能减退，睑板腺分泌活动减弱，泪膜脂质成分减少，水分蒸发过多，常常出现脂质缺乏性干眼。

本例患者有糖尿病史，且为绝经后的老年女性，术前睑缘肥厚充血，有脂栓，已经存在睑板腺功能障碍，虽然白内障手术顺利，早期视力恢复良好，但在术后2周就出现了干眼症状和体征，眼磨、眼痛，视力下降。发病早期选用无防腐剂的人工泪液和促进上皮愈合药物进行治疗，有炎性浸润时可加用少量低浓度糖皮质激素。因此，重视白内障术后干眼，及时发现、正确处理，对维持患者眼表稳定性和更好地恢复视力均有重要意义。

（李　颖）

参考文献

[1] 孙旭光，施玉英，张琛．白内障患者手术后干眼不应忽视．中华眼科杂志，2008，44(4)：291-292

[2] Roberts CW, Elie ER. Dry eye symptoms following cataract surgery. Insight, 2017, 32: 14-21

[3] 孙旭光，王森．重视白内障术后角膜上皮细胞功能障碍．中华眼科杂志，2015，51(3)：161-162

病例 24　视网膜中央动脉阻塞

一、病历简介

患者，男，40 岁，因“右眼视力下降 17 小时”就诊。

现病史：患者 17 小时前无明显诱因出现右眼视力下降，不伴有眼疼、眼胀、眼红等症状，在当地医院就诊，诊断为“右眼视网膜中央动脉阻塞”（central retinal artery occlusion，CRAO），给予前房穿刺及药物治疗（具体不详），患者自觉视力无改善，13 小时前就诊于我院急诊眼科，诊断为“右眼视网膜中央动脉阻塞”，给予尿激酶、长春西汀静脉滴注，无好转，以相同诊断收住院。

既往史：否认糖尿病、高血压病史。个人史及家族史无特殊。

眼部检查：矫正视力：右眼：LP，左眼：1.0，眼压：右眼 16.7mmHg，左眼 17.1mmHg。双眼角膜透明，Kp（－），前房深，房闪（－），虹膜无前后粘连，瞳孔等大等圆，直径约 3mm，直接、间接对光反射灵敏，晶状体轻度混浊，玻璃体絮状混浊。眼底：右眼视盘边界欠清，色苍白，后极部视网膜灰白水肿，视网膜动脉变细，呈白线样，视网膜平伏，黄斑区可见樱桃红点。左眼视盘边界清楚，色淡红，视网膜血管走形比例可，未见明显渗出及出血，动脉血管变细，黄斑中心凹反光可见（病例 24 图 1）。FFA 示：右眼动脉充盈明显延迟（病例 24 图 2 至病例 24 图 4）。

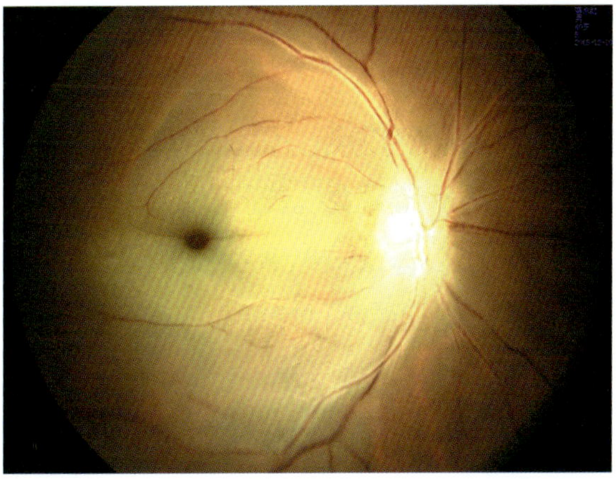

病例 24 图 1　发病 17 小时后右眼底彩照

病例 24 图 2　发病 17 小时后 FFA 1″10

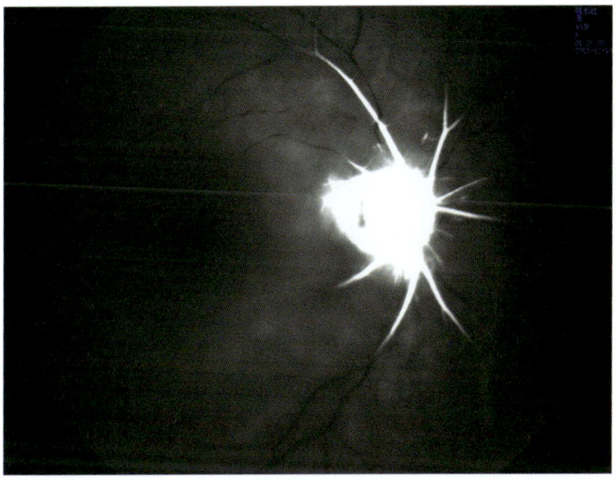

病例 24 图 3　发病 17 小时后 FFA 1′30″00

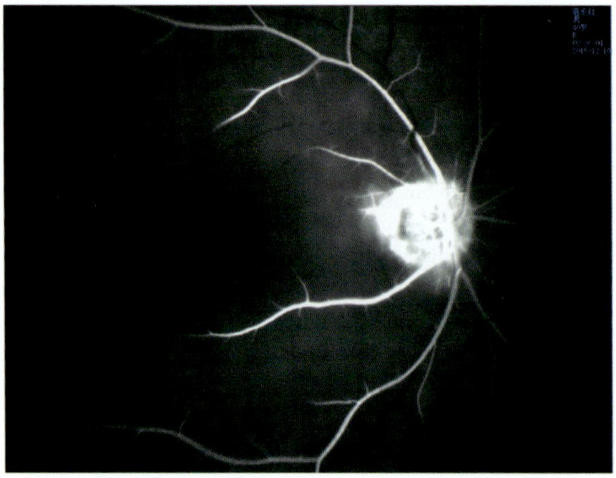

病例 24 图 4　发病 17 小时后 FFA 2′36″04

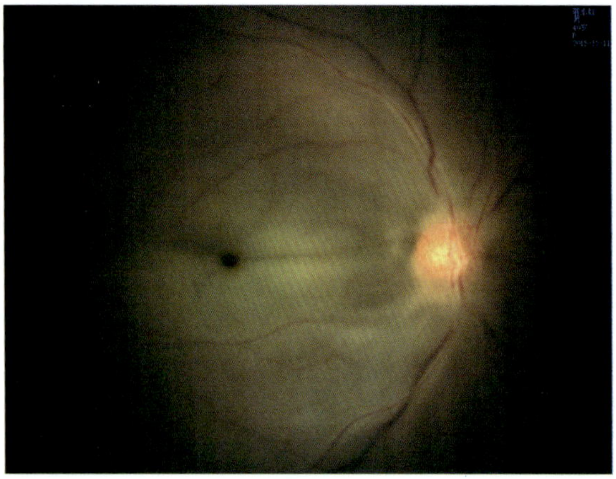

病例 24 图 5　动脉溶栓 1 天后右眼底彩照

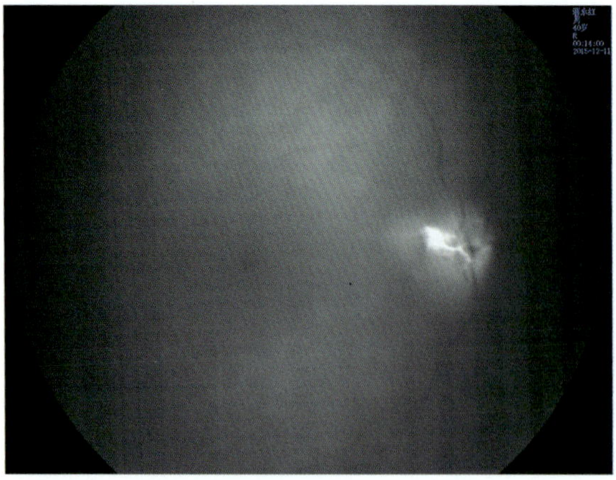

病例 24 图 6　动脉溶栓后 1 天 FFA 14″00

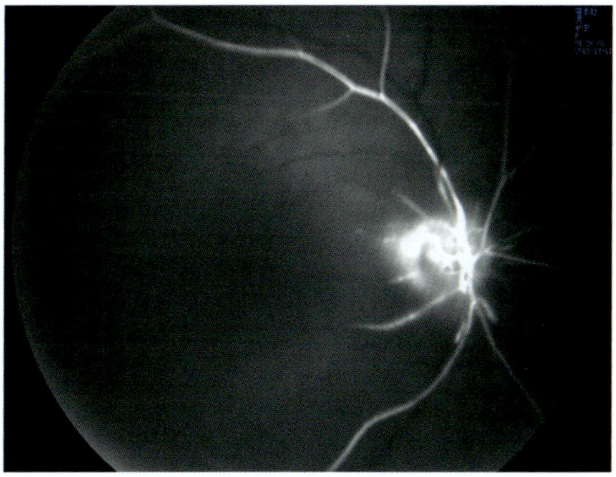

病例 24 图 7　动脉溶栓 1 天后 FFA 1′26″01

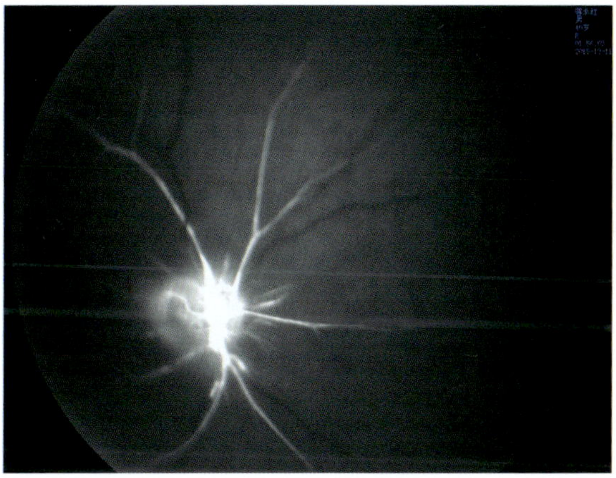

病例 24 图 8　动脉溶栓后 1 天 FFA 1′56″03

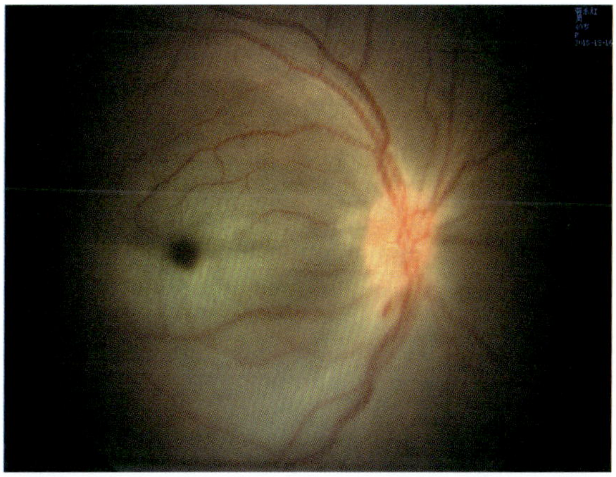

病例 24 图 9　动脉溶栓后 7 天右眼底彩照

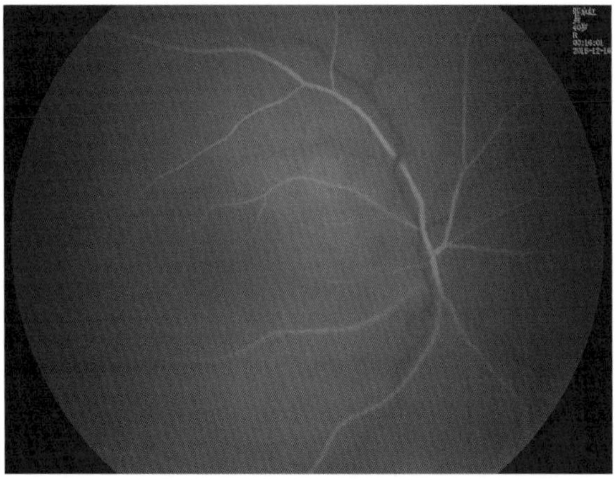

病例 24 图 10　动脉溶栓后 7 天 FFA 16″01

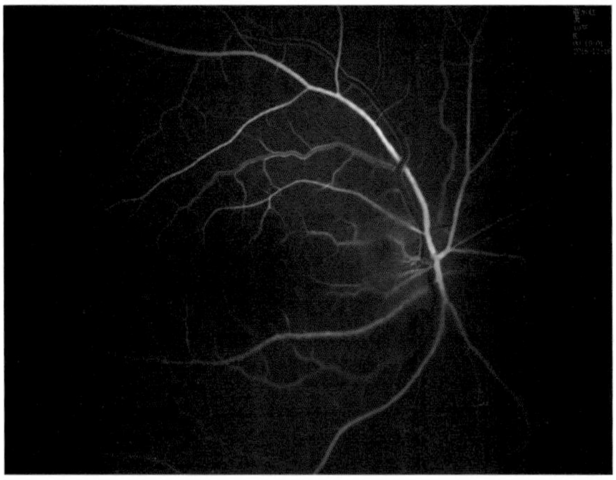

病例 24 图 11　动脉溶栓 7 天后 FFA 19″01

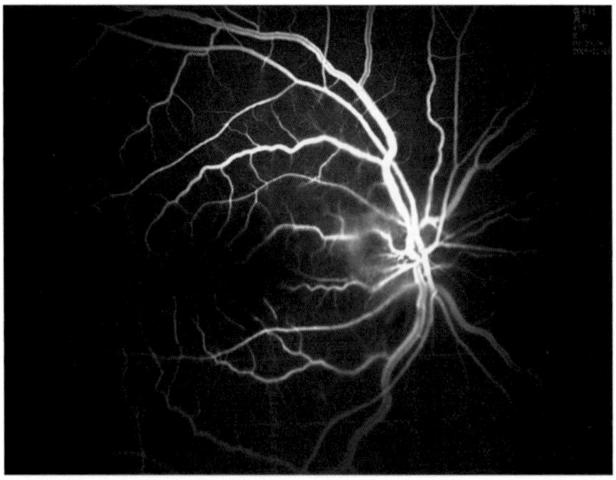

病例 24 图 12　动脉溶栓 7 天后 FFA 29″06

二、诊断

右眼 CRAO。

三、治疗

入院当天(约发病 22 小时后)紧急行经右侧滑车上动脉穿刺眼动脉逆行溶栓术。术中可见穿刺溶栓后右侧眼动脉及分支较前增粗、增多，血流通畅，眼环显影时间较前提前。术后第 1 天复查 FFA 提示左眼视网膜动脉充盈时间较前提前(病例 24 图 5 至病例 24 图 8)。术后予纤溶酶 100U、桂哌齐特注射液 120mg，每天 1 次静脉滴注 7 天以改善眼部循环，促进视细胞功能恢复。7 天后复查 FFA 提示右眼视网膜动脉循环较前明显好转(病例 24 图 9 至病例 24 图 12)。眼科检查提示：矫正视力：右眼：HM 左眼：1.0，眼压：右眼：12.5mmHg，左眼：13.5mmHg。

四、病例分析

CRAO 是一种以视力突然丧失、后极部视网膜乳白色混浊及黄斑区樱桃红点为特征的眼科急危重症。流行病学调查发病率为 1/10 000 ~ 5/10 000[1]，多发生于老年人，患者平均年龄 >60 岁，多为单眼发病。多数 CRAO 患者发病前无明显临床症状，不易及时发现，拖延病情后导致永久性视功能损伤[2]。少数患者发病前会有一过性黑矇，需要引起重视。动物实验证明，视网膜血管完全阻塞 100 分钟后即可导致不可逆性损害[3]，但临床上视网膜中央动脉完全阻塞较少见，视网膜仍有一定的残余供血，这种相对缺血状态为发病后一段时间内视网膜再度恢复功能提供了可能性，故 CRAO 在发后尽可能早的积极治疗仍可取得一定疗效[4]。对于本病，传统治疗(扩张血管、降低眼压)效果不佳，静脉溶栓因全身风险较大，目前不推荐使用。动脉溶栓是目前治疗效果最好的方法，半数患者能获得有用的视力[5]。至于溶栓时间窗的选择，绝大多数报道的病例在发病后 36 小时以内[6]，而文献中最迟至发病后 8 天治疗仍有一定疗效[7]。笔者根据临床经验及查阅大量文献后认为应根据阻塞程度而定，而阻塞程度无法明确判断，故可根据术前视功能评价制订个性的溶栓时间窗。比如发病后视力仅有光感的患者，由于堵塞程度较重，应于 24 小时内行动脉溶栓；视力在 0.01 以上，说明血管阻塞较轻，则 24 ~ 72 小时行动脉溶栓均可取得良好效果。

本例患者就诊时视力即丧失严重，说明视网膜中央动脉严重堵塞，所以虽及时给予前房穿刺降低眼压、药物扩张血管改善循环等保守治疗，但仍无明显效果。所幸 24 小时内行动脉溶栓术，使阻塞部位得以及时打通，视网膜组织尽快得到血供，减少了因视网膜组织坏死导致的视功能永久性丧失。同时由于阻塞程度较重，动脉溶栓时间相对较长，视网膜功能已经遭受到一定损失，故而视力预后较差。这也提醒患者需注意，一旦发生视力突然下降，应及时就诊，切不可耽误病情，影响预后。

（周云云　雷晓琴）

参考文献

[1] Peall RGJA. Sudden unilateral visual field loss. Journal of Emergencies Trauma and Shock, 2009, 2(3): 211 -212

[2] 张兰华，赵鸿玉，苏艳，等. 视网膜中央动脉阻塞的诊断与治疗体会. 中国医学创新，2013(1): 111 -112

[3] Hayreh SS, Weingeist TA. Experimental occlusion of the central artery of the retina iv: Retinal tolerance time to acute ischaemia. British Journal of Ophthalmology, 1981, 64(64): 818 -825

[4] 吴航，刘大川，吉训明，等. 视网膜中央动脉阻塞介入溶栓治疗前后视网膜组织形态学改变. 眼科新进展，2011, 31(5): 441 -444

[5] 胡金宝. 视网膜中央动脉阻塞的危险因素分析及相应防治措施的临床研究. 临床眼科杂志，2016, 5: 451 -454

[6] Richard G, Lerche RC, Knospe V, et al. Treatment of retinal arterial occlusion with local fibrinolysis using recombinant tissue plasminogen activator. Ophthalmology, 1999, 106(4): 768 -773

[7] 马志中，李宝民. 经眼动脉超选插管溶栓治疗视网膜中央动脉阻塞. 中华眼科杂志，1996, 6: 445 -447

病例25　高压电击伤致黄斑病变

一、病例简介

患者，男，48岁，工人，因"高压电击中左侧头部1个月，视力下降1周"之主诉就诊。

现病史：患者1个月前高空作业时被高压电击中左侧头部，立即意识丧失，半小时后自行苏醒后送至当地医院，发现左侧头部及右侧上臂大面积皮肤深Ⅱ度电击烧伤，给予对症治疗。1周前自觉左眼视力逐渐下降，遂再次就诊于当地医院，诊断为左眼电击性白内障，行左眼白内障超声乳化吸出联合人工晶状体植入术，术后视力0.6。术后1周患者自觉左眼视力下降伴视物变形，遂就诊于我院眼科。

既往史、个人史及家族史均无特殊。

眼科检查：视力右眼0.8，左眼0.3。双眼角膜透明，前房深，房闪(-)，瞳孔圆，直径3mm，对光反射灵敏，右眼晶状体透明，左眼人工晶状体在位。右眼底未见明显异常，左眼底视盘边界清，色淡红，视网膜动静脉血管走形可，黄斑色素紊乱，中心凹反光不清，视网膜未见明显出血、渗出及隆起。免散瞳眼底照相(Optos 200Tx)提示左眼视网膜黄斑区一黄白色斑点(病例25图1)。眼底自发荧光(FAF)：左眼视网膜黄斑区可见一点状强荧光(病例25图2)。OCT(海德堡HRA+OCT)显示左眼黄斑中心凹神经上皮局限性水肿，RPE完整(病例25图3)。

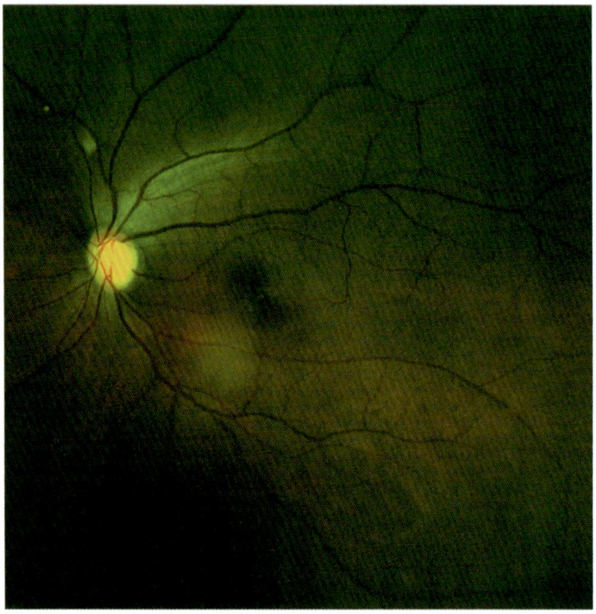

病例 25 图 1　左眼后极部黄斑区一黄白色斑点

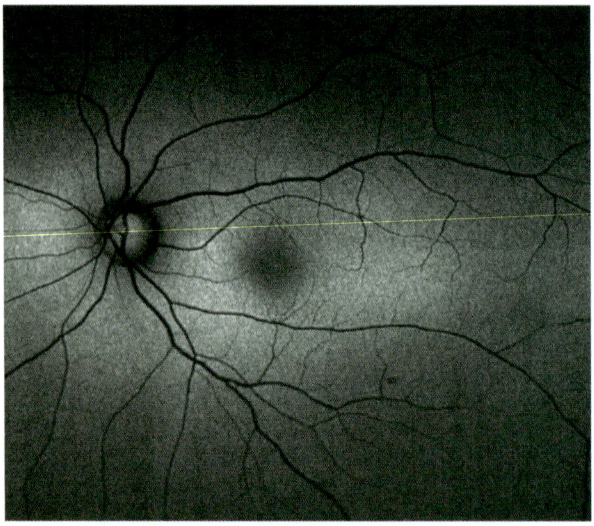

病例 25 图 2　眼底自发荧光(FAF)

注：左眼底脂褐素相关自发荧光(FAF)黄斑区可见一点状强荧光

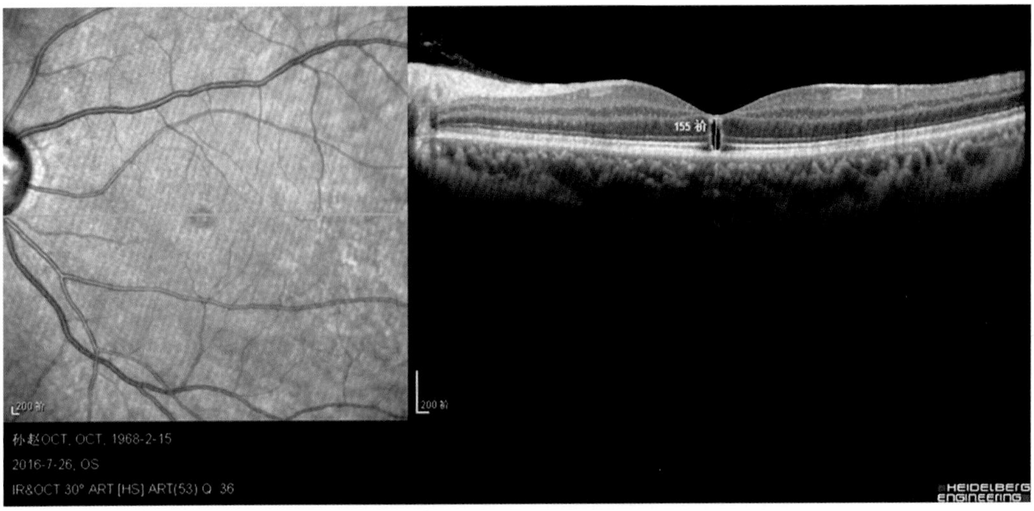

病例 25 图 3　左眼黄斑区神经上皮局限性水肿，RPE 完整

二、诊断

1. 左眼电击伤性黄斑病变。
2. 左眼人工晶状体眼。

三、治疗

给予患者抗炎、活血及营养神经等对症治疗。1 个月后患者复诊，左眼视力 0.3，晶状体后囊混浊，余检查同前。复查 OCT 提示左眼黄斑中心凹神经上皮局限性水肿较第一次就诊时加重，RPE 完整（病例 25 图 4）。给予 YAG 激光晶状体后囊切开术，余治疗同前。

2 个月后患者复诊，左眼视力提高至 0.5，眼科检查基本同前。OCT 显示左眼黄斑中心凹神经上皮局限性水肿消失（病例 25 图 5）。FFA 及 ICGA 检查左眼黄斑区未见明显荧光素渗漏（病例 25 图 6）。左眼 M－ERG 振幅降低伴峰时延迟，提示左眼视网膜黄斑区功能不良（病例 25 图 7）。视野检查提示患者左眼鼻上视野缺损（病例 25 图 8）。

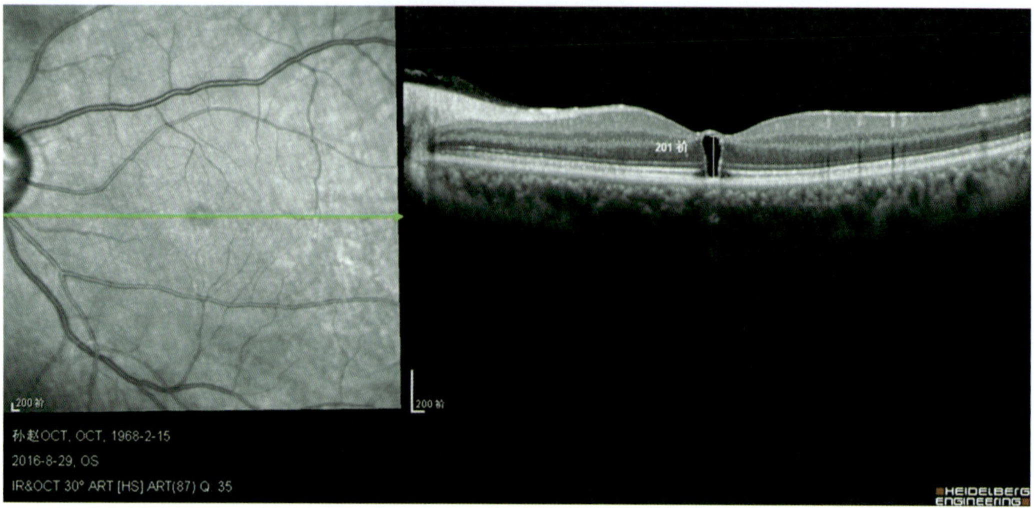

病例 25 图 4　左眼黄斑区神经上皮局部水肿较第一次就诊轻度增大，RPE 完整

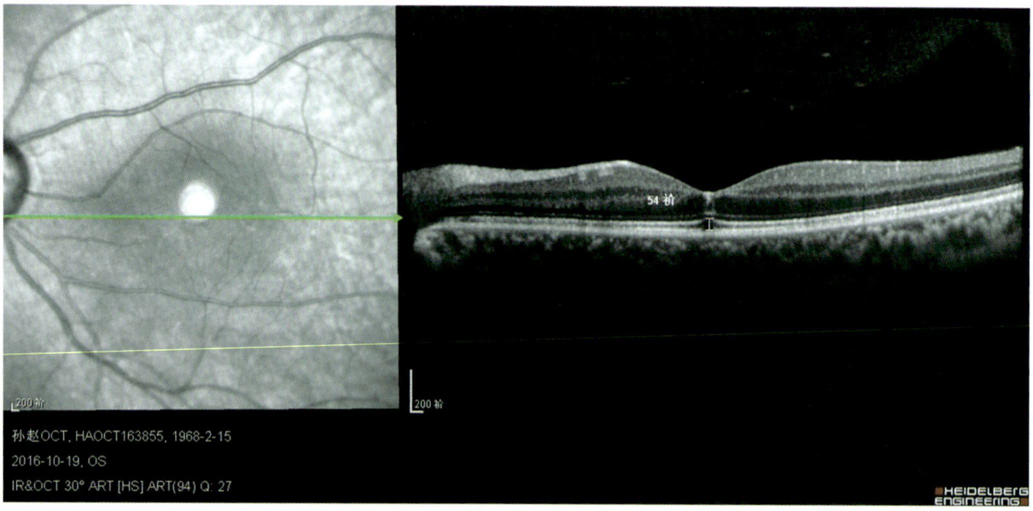

病例 25 图 5　左眼黄斑区神经上皮局部水肿较前明显变小消失

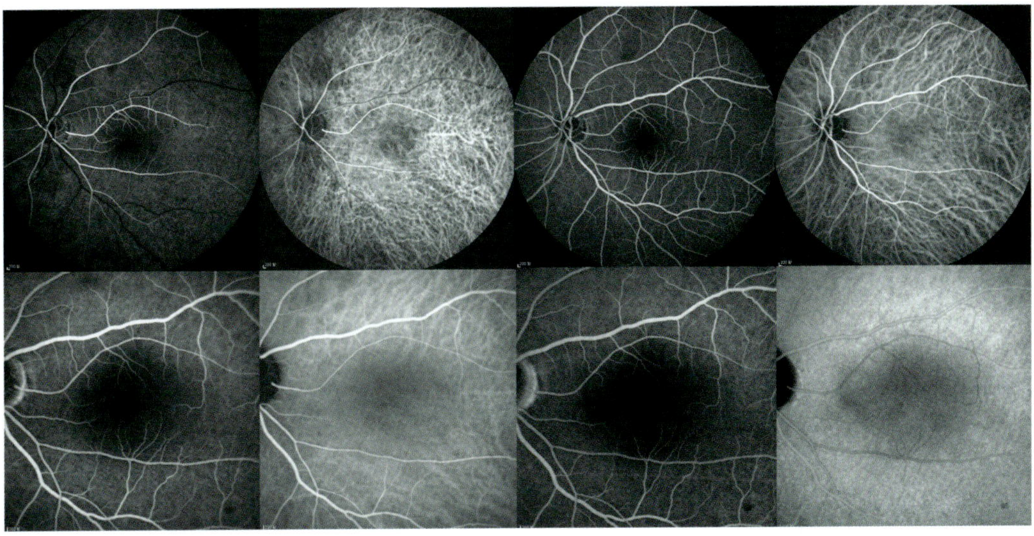

病例 25 图 6　FFA 及 ICGA 检查左眼黄斑区未见荧光素渗漏

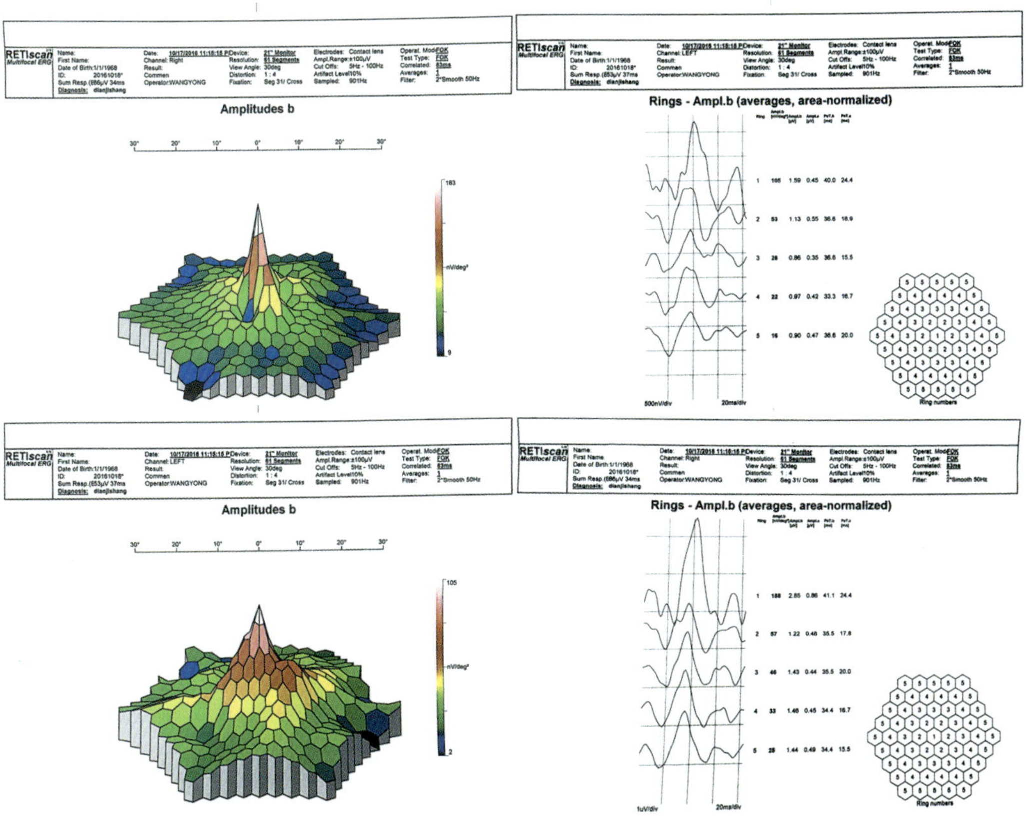

病例 25 图 7　左眼 M－ERG 振幅降低伴峰时延迟

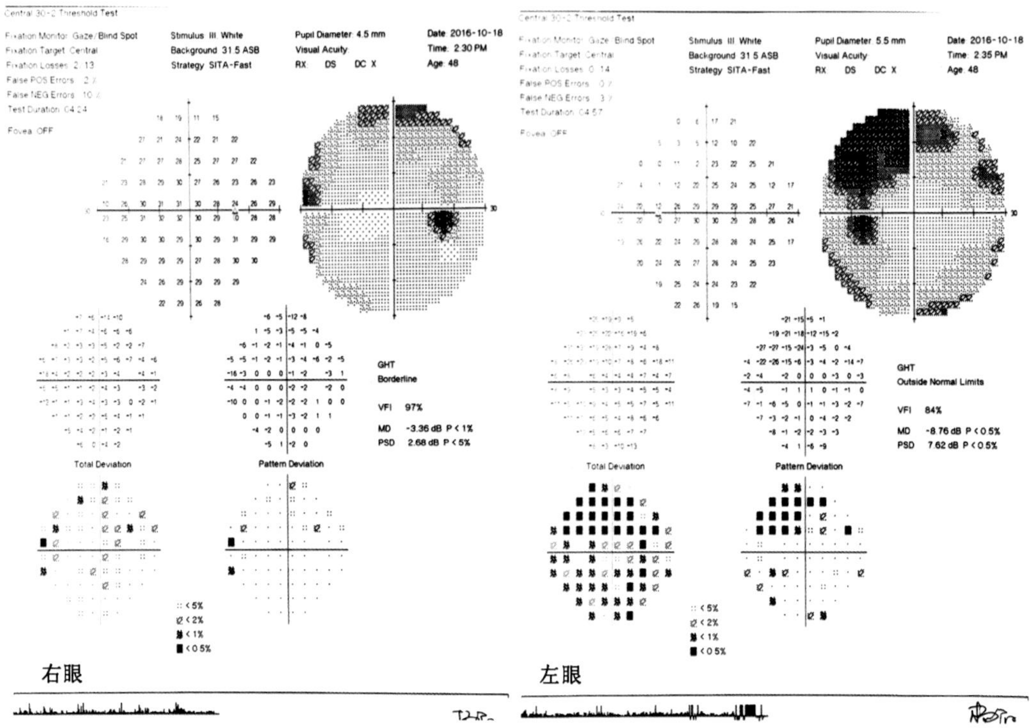

病例 25 图 8　视野：右眼大致正常，左眼与视盘相连鼻上缺损

四、病例分析

人体接触高压电后，处于电流回路中，在电流通过身体的通道中，特别是在电流穿入和穿出的部位，可引起广泛的组织损伤和坏死[1]。电击损伤的程度取于电流强度、电压高低、触电部位的电阻以及接触时间等。电压越高，穿透机体的力量越强，对人体损害越严重。如果电流经过头部，常可引起眼部的损伤[2]，多为电击性白内障，还可引起眼睑损伤、视网膜脉络膜损伤等，主要表现为视网膜黄斑部水肿，也可并发脉络膜炎、虹膜睫状体炎等。发生的时间长短不一，可为数日或数年。

电击性白内障发生的原因如下：晶状体富含蛋白组织，电阻极大，当电流通过眼球时，产生较多的电解和电热，破坏晶状体前囊，引起囊膜通透性改变以及纤维蛋白反应，形成白内障，常为前囊及前囊下皮质混浊。晶状体混浊的轻重，取决于电流的强度、方向和触电时间，但主要取决于电击部位与眼的距离，距离电击部位较近的一眼先发生。视网膜色素上皮层与脉络膜的色素组织可吸收大量光、电以及放射能，并转化为热能，导致眼损伤。

本例患者左侧头部被高压电击中，形成左侧头部至右侧上臂的电流通路，伤及通道中的左眼，出现左眼黄斑中心凹神经上皮层局限性水肿。Lee 等[3]指出电流通路上的损伤来源于两种机制：一种是电流对组织细胞成分形成的直接破坏作用，可能导致组织本身的生物电活动的紊乱；另一种是电流通路上形成焦耳热产生的热损伤。这两种损伤方式最后都导致分子构象的改变和大分子结构破坏。该患者 OCT 结果主要表现为黄斑中心凹神经上皮层的局限性水肿，RPE 完整，且为电流通路中的单眼受累。本病例中患者视网膜的高压电击损伤表现考虑主要与高压电的电击直接破坏有关。视网膜黄斑区可见一黄白色斑点，考虑为高压电击伤后 RPE 热损伤所致。眼底自发荧光黄斑区可见一点状强荧光，考虑因神经上皮层水肿导致的局部相对性强荧光。受伤 2 个月 OCT 提示左眼黄斑中心凹神经上皮层水肿较第一次就诊时加重，考虑为 RPE 热损伤后的组织反应。受伤后 4 个月 OCT 提示左眼黄斑中心凹神经上皮层局部水肿较前明显变小消失，与视力的提高表现一致。M - ERG 提示左眼视网膜黄斑区功能不良，考虑为电击造成的永久性黄斑功能损伤。视野检查提示左眼鼻上视野缺损考虑为电击对视神经的局部损伤所致。

总之，眼部的高压电击伤可能与高热、辐射、电击及机械作用有关[4]，可能是各种损伤因素作用的综合结果。黄斑部的电击伤，目前尚无有效治疗方法，预后因受伤程度轻重而不同。电击伤应以预防为主，提高防范意识，避免不必要的眼外伤，减少致盲致残。

（施叶雯　郑　波）

参考文献

[1] Ouyang P, Karapetyan A, Cui J, et al. Bilateral impending macular holes after a high - voltage electrical shock injury and its surgical outcome: a case report. Journal of medical case reports, 2014, 8: 399

[2] 蒋燕玲，于伟泓，钟勇．高压电击致眼损伤(附二例报告)．眼外伤职业眼病杂志，2004，140

[3] Lee RC, Astumian RD. The physicochemical basis for thermal and non - thermal burn in-

juries. Burns: journal of the International Society for Burn Injuries, 1996, 22: 509 - 519
[4] Tandon M, Agarwal A, Gupta V, et al. Peripapillary retinal thermal coagulation following electrical injury. Indian journal of ophthalmology, 2013, 61: 240 - 242

病例26　经瞳孔温热疗法联合玻璃体腔注射雷珠单抗治疗脉络膜血管瘤

一、病例简介

患者，男，55岁，以“左眼视力下降半个月”为主诉就诊。

现病史：半月前患者无明显诱因出现左眼视力下降，无眼红、眼痛等不适，发病后未予任何诊治，现就诊于我院眼科。

既往史：既往体健，个人史无特殊。无遗传性家族史。

眼部检查：视力：右眼1.2，左眼0.15。眼压：右眼12.5mmHg，左眼15.9mmHg。双眼外眼（－），结膜无充血，角膜清亮，Kp（－），前房深，房闪（－），瞳孔圆，直径3mm，对光反射灵敏，晶状体透明。眼底：右眼未见异常。左眼视盘色淡红，边界清，C/D＝0.3，颞上血管弓周围可见视网膜下2PD大小橘红色隆起性肿物，表面光滑，无出血及渗出，黄斑区神经上皮浆液性脱离。眼部彩色多普勒超声检查：左眼球后壁占位性病变，考虑为脉络膜血管瘤（病例26图1）。荧光素眼底血管造影（FFA）检查：早期左眼颞上血管弓周围可见脉络膜血管形态强荧光，中晚期荧光素渗漏融合，成一个强荧光斑团，病灶周围视网膜荧光素积存，累及黄斑区，考虑为左眼脉络膜血管瘤（病例26图2）。

二、诊断

1. 左眼脉络膜血管瘤。
2. 左眼渗出性视网膜脱离。

三、治疗

给予经瞳孔温热疗法（transpupillary thermotherapy，TTT），SLX 810nm型

红外半导体激光治疗仪（IRIS 公司），激光治疗参数：波长 810nm，功率 350～800mW，光斑直径依脉络膜血管瘤的直径而定，本病例选择光斑直径 2mm，每个光斑照射 60 秒。治疗范围：以光斑覆盖对准橘红色病灶进行治疗，治疗范围为病灶最大径线稍扩大一些。为了控制血管瘤发展，TTT 治疗后第 3 天给予雷珠单抗（0.5mg/0.05ml）玻璃体腔注射。术后第 3 天眼底检查见橘红色病变范围较前缩小，病灶区域视网膜色素沉着，黄斑区神经上皮脱离基本复位。

半年后复查：左眼视力提高至 0.25，眼前节检查未见异常，眼底视盘色淡红，边界清，C/D =0.3，颞上血管弓旁可见视网膜下 1.5PD 大小黄白色隆起性肿物，表面色素紊乱，肿物上缘可见光凝斑。右眼检查未见异常。复查眼部彩色多普勒超声：脉络膜血管瘤较前缩小（病例 26 图 3）。FFA 检查：早期可见脉络膜血管形态强荧光，中晚期荧光素渗漏，瘤体上方可见 1PD 大小萎缩灶，早期呈弱荧光，晚期部分组织荧光素着染（病例 26 图 4）。

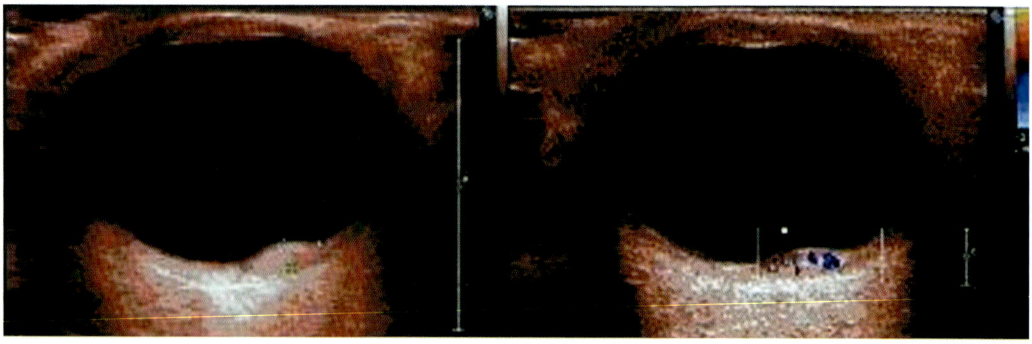

病例 26 图 1　左眼彩色多普勒超声

注：眼球后壁可见一个扁平状肿块，大小约 6.4mm×2.4mm，自视盘周围向玻璃体内隆起，隆起度约 2.4mm，边缘光滑整齐，内部呈实质均质性强回声，未见有脉络膜凹陷征和声影，肿块前面有膜样带状回声，CDFI 示其内散在血流信号

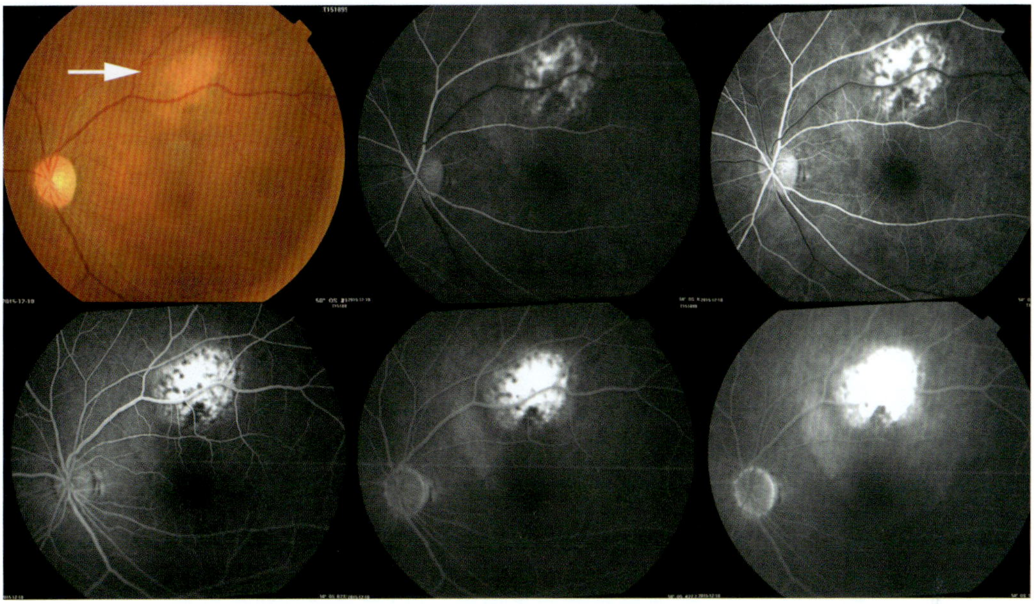

病例 26 图 2　荧光素眼底血管造影

注：左眼颞上血管弓周围可见 2PD 大小橘红色病灶（箭头），早期可见脉络膜血管形态强荧光，中晚期荧光素渗漏融合，成一个强荧光斑团，病灶周围视网膜荧光素积存，累及黄斑区

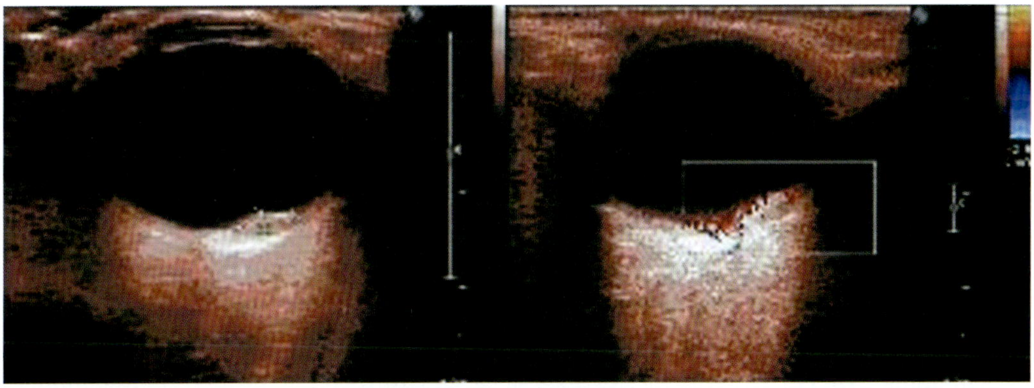

病例 26 图 3　左眼彩色多普勒超声 TTT + 雷珠单抗治疗后

注：眼球后壁可见一个扁平形肿块，大小约 5.7mm × 1.8mm，自视盘周围向玻璃体内隆起，隆起度约 1.8mm，边缘光滑整齐，内部呈实质均质性强回声，未见有脉络膜凹陷征和声影，肿块前面有膜样带状回声，CDFI 示其周边散在血流信号

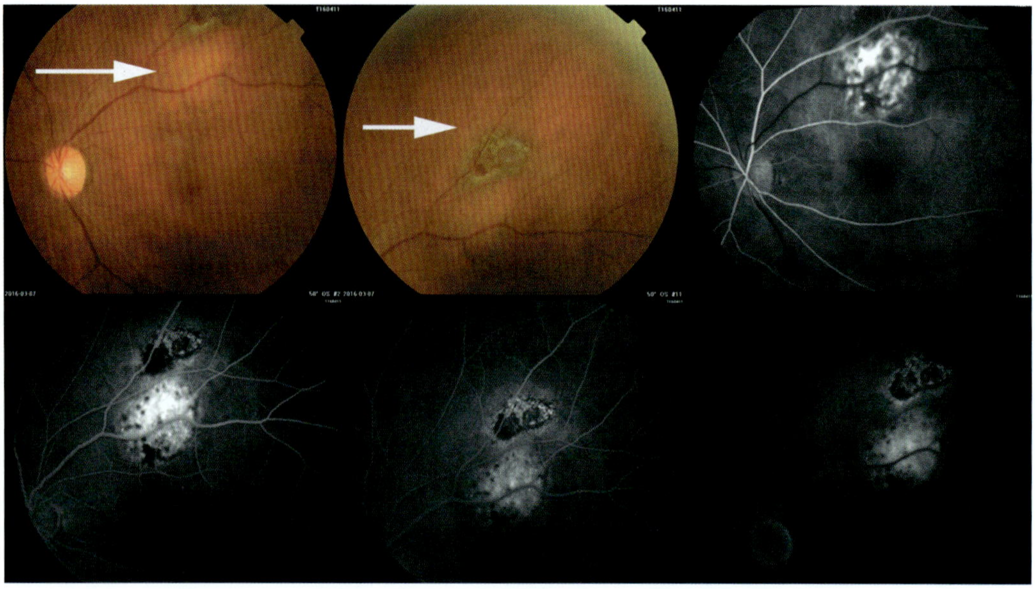

病例 26 图 4　荧光素眼底血管造影：TTT + 雷珠单抗治疗后

注：左眼颞上血管弓周围 1.5PD 大小黄白色病灶（箭头），病灶上方局限性萎缩灶（箭头），早期可见脉络膜血管形态强荧光，中晚期荧光素渗漏。瘤体上方可见 1PD 大小萎缩灶，早期呈弱荧光，晚期部分组织荧光素着染

四、病例分析

脉络膜血管瘤是在先天性血管发育不良的基础之上形成的一种良性肿瘤，临床上少见，多在中年发病。脉络膜血管瘤发病部位常见于眼底的后极部，多在视盘或者黄斑周围，颜色多为橘红色或者杏黄色，形态呈扁平状。当肿瘤累及黄斑周围可导致患者视力下降，瘤体发生在黄斑区以外常引起视网膜下的积液，长期病变导致视网膜的囊样变性，多伴有程度不等的浆液性视网膜脱离，严重时患者视力可完全丧失。

根据形态本病可分为两型，孤立性脉络膜血管瘤（circumscribed choroidal hemangioma，CCH）和弥漫性脉络膜血管瘤（diffused choroidal hemangioma，DCH）。CCH 生长于眼底后极部，孤立生长，并发症与全身症状少见，极少数患者伴随 Sturge - weber 症的全身症状。DCH 则为弥漫性生长，侵入脉络膜并广泛生长，属于 Sturge - weber 综合征的表现之一。

脉络膜血管瘤的治疗主要有放射治疗（光热辐射、敷贴、低剂量体外放射、质子束放射）、冷凝、视网膜激光光凝术、光动力学疗法、TTT 等[1, 2]。放射治疗脉络膜血管瘤效果较好，缺点是操作过程繁杂，并发症较多，常见的有放射性视网膜病变、视神经病变、黄斑部缺血等。视网膜激光光凝治疗的缺点为脉络膜血管瘤复发率较高，不适用于瘤体体积大和瘤体位置深的患者。近年应用较多的 TTT 疗法用于黄斑区以外的脉络膜血管瘤疗效好，复发率低，但是不足之处为治疗部位可造成视网膜永久性瘢痕形成及视网膜组织萎缩。对于黄斑中心凹区域的脉络膜血管瘤采用光动力疗法效果较好。在进行 TTT 治疗的同时进行玻璃体腔内注射抗 - VEGF 药物，能起到很好的辅助治疗作用[3]。雷珠单抗（Lucentis，Ranibizumab）是一重组人源化抗 VEGF 单克隆抗体片段，对各亚型 VEGF 均有较强的抑制作用，作为单克隆抗体片段较贝伐单抗的渗透力强并且其半衰期短，临床不良反应也较小，故广泛应用于临床。研究证实雷珠单抗对肿瘤细胞的生长有抑制作用，且作用强度与药物剂量成正相关[4]。国内考虑到患者经济原因，抗 VEGF 治疗前 3 个月共治疗 3 次，每月 1 次，以后根据眼底情况决定是否继续注射。

本例患者经眼底检查、眼部彩色多普勒超声以及 FFA 检查诊断为左眼脉络膜血管瘤，肿瘤发生在黄斑颞上方，由于病灶周围渗出以及黄斑区神经上皮脱浆液性脱离导致患者视力下降。治疗目的为稳定视力，控制脉络膜血管瘤进展。我们给予患者 TTT 治疗联合玻璃体腔抗 VEGF 治疗后取得良好的效果。由于本例患者经济较为困难，仅玻璃体腔注射雷珠单抗一次。FFA 检查证实脉络膜血管瘤荧光渗漏减轻，瘤体周围视网膜以及黄斑水肿消退，眼部彩色多普勒超声提示肿瘤体积变小。但是此病例随访时间相对较短，需要进一步临床观察治疗效果。

（肖津安　郑　波）

参考文献

[1] Mashayekhi A, Shields C. Circumscribed choroidal hemangioma. Curr Opin Ophthalmol, 2003, 14(3): 142

[2] Shields CL, Honavar SG, Shields JA, et al. Circumscribed choroidal hemangioma: clinical manifestations and factors predictive of visual outcome in 200 consecutive cases. Oph-

thalmology, 2001, 108(12): 2237 - 2248

[3] Kwon HJ, Kim M, Lee CS, et al. Treatment of Serous Macular Detachment Associated With Circumscribed Choroidal Hemangioma. Am J Ophthalmol, 2012, 154(1): 137 - 145

[4] Li J, Cui Y, Wang Q, et al. The proliferation of maligant melanoma cells could be inhibited by ranibizumab via tatagonizing VEGF through VEGFR1. Mol Vis, 2014, 20: 649 - 660

病例 27　年龄相关性黄斑变性

一、病例简介

患者，女，57 岁，以“右眼视力下降伴中心暗影 5 个月”之主诉就诊。

现病史：5 个月前患者无明显诱因自觉右眼视力下降伴中心暗影，无畏光、流泪，无眼红、眼痛等其他不适，为求诊治患者就诊于我院眼科门诊。

既往史、个人史及家族史无特殊。

眼部检查：视力：右眼 0.05，左眼 0.4。眼压：右眼 13mmHg，左眼 16.2mmHg。双眼结膜无充血，角膜透明，Kp(－)，前房深，房闪(－)，瞳孔圆，对光反应灵敏，晶体轻度混浊。眼底：右眼视盘边界清，色淡红，视网膜平伏，黄斑区可见约 2PD×3PD 大小灰黄色病灶，伴视网膜下出血、渗出；左眼视盘边界清，色淡红，视网膜平伏，视盘及黄斑之间散在灰黄色病灶，黄斑中心凹反光不清(病例 27 图 1)。右眼 FFA＋ICGA：早期黄斑区片状弱荧光，脉络膜低灌注，黄斑上方可见强荧光新生血管形态，中晚期荧光素渗漏。右眼 OCT：黄斑 RPE－脉络膜毛细血管层中断，局限性增厚向上隆起，下方高反射团块，视网膜层间液性暗区以及颗粒状高反射信号(病例 27 图 2)。

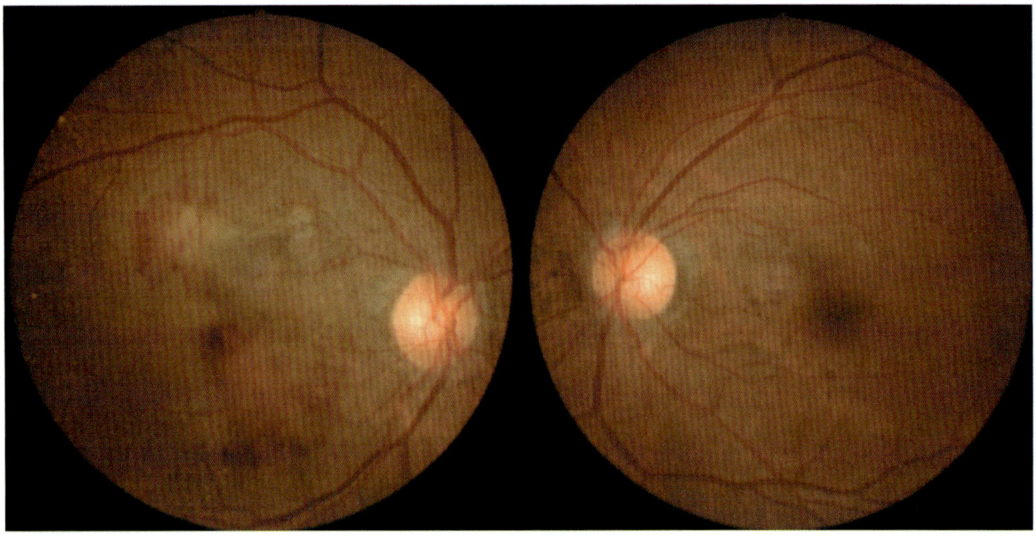

病例 27 图 1　眼底彩照

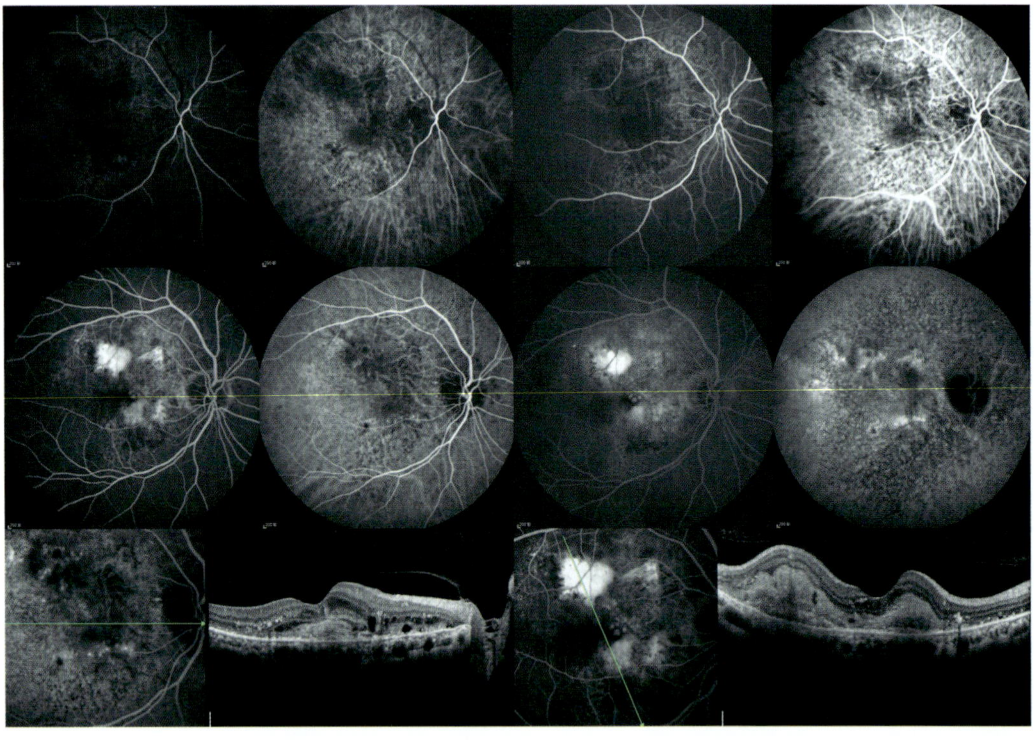

病例 27 图 2　FFA + ICGA + OCT 检查图片

二、诊断

1. 双眼年龄相关性黄斑变性(右眼 CNV 型)。

2. 双眼年龄相关性白内障。

三、治疗

给予右眼雷珠单抗(0.05ml)玻璃体腔注射。术后第 1 天，右眼视力提高至 0.1，眼底检查大致同前。术后第 3 天行右眼光动力治疗，光照剂量 $50J/cm^2$，光照射时间 83 秒，治疗区域 3000μm，术后避光 48 小时。光动力术后第 3 天：右眼视力 0.12，眼底黄斑水肿较前减轻，伴出血及 1PD 灰白色病灶。术后 2 个月复查 FFA：右眼早期黄斑中心 1.5PD×2PD 弱荧光，周围稍强荧光环绕，病灶内可见多处片状强荧光，强荧光周围环绕渗出形成的遮挡样弱荧光带，黄斑鼻上方小片状稍强荧光，中晚期病灶区荧光素渗漏。ICGA：右眼黄斑中心见 1.5PD×2PD 脉络膜低灌注，周围稍强荧光环绕，病灶区可见多处异常血管网，中晚期病灶区小片状荧光逐渐渗漏。右眼 OCT：黄斑区 RPE-脉络膜毛细血管层中断，扁平轻度向上隆起，下方高反射团块，网膜层间点状团状高反射信号(病例 27 图 3、病例 27 图 4)。复查右眼视力 0.08，矫正 0.25。

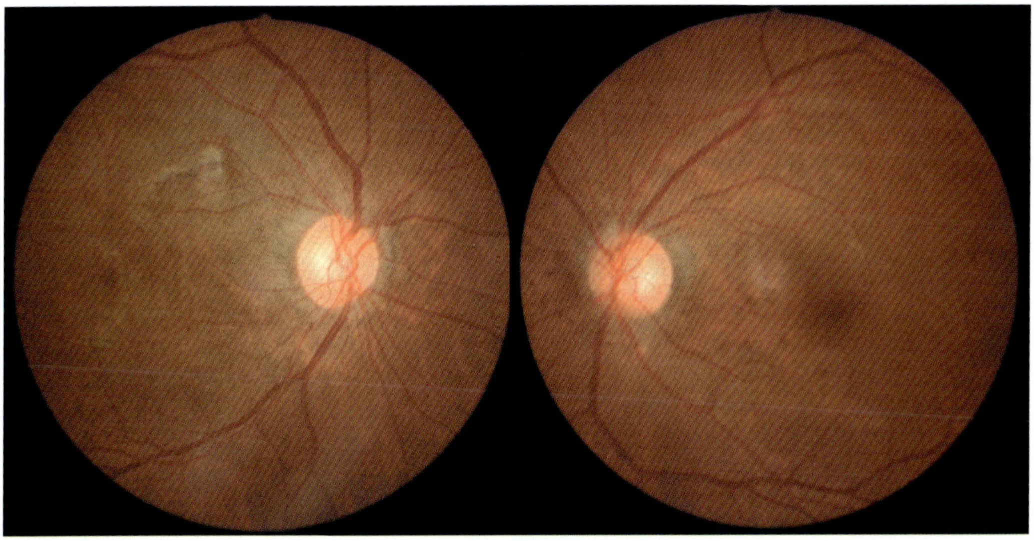

病例 27 图 3　治疗 2 个月后眼底彩照

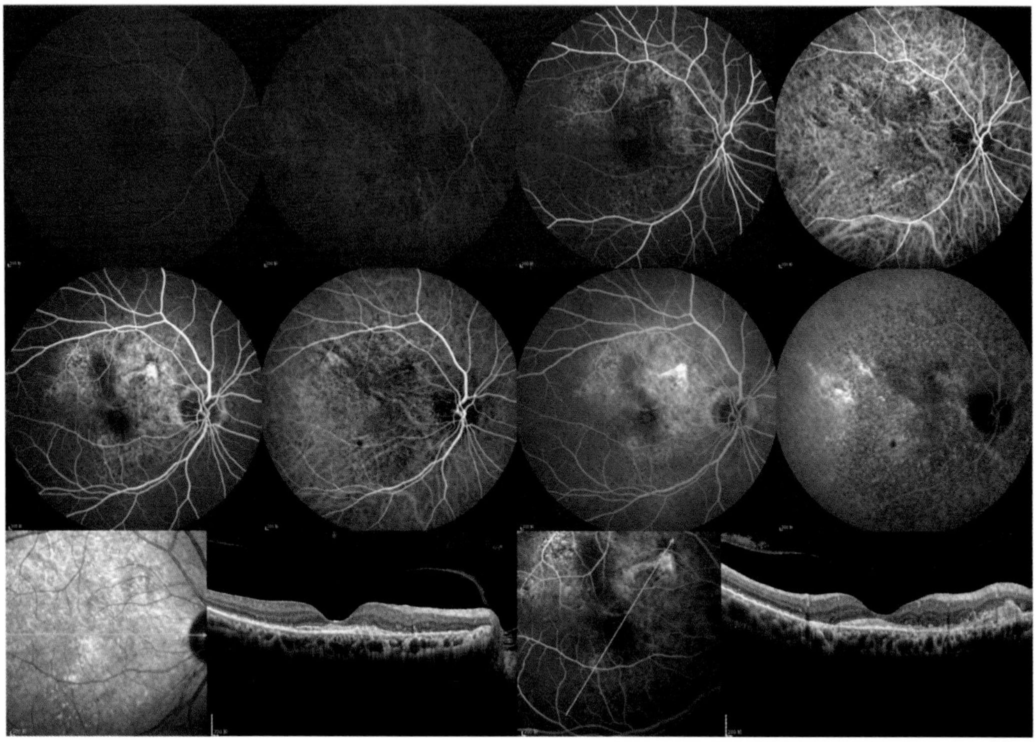

病例 27 图 4　治疗 2 个月后 FFA + ICGA + OCT 检查图片

四、病例分析

年龄相关性黄斑变性(AMD)为黄斑区结构的衰老性改变，多发生于 45 岁以上人群，患病率随年龄增长而增高，是当前老年人致盲的重要疾病。本病分干性与湿性两型，湿性又称之为脉络膜新生血管(CNV)。干性 AMD 的特点为进行性视网膜色素上皮萎缩，进展缓慢，病程冗长。早期与晚期之间渐次移行，很难截然分开。加之个体差异较大，所以自早期进入晚期时间长短不一，但双眼眼底的病变程度基本对称。

湿性 AMD 是视网膜色素上皮下有活跃的新生血管，从而引起渗出、出血、瘢痕改变。临床上分三期。

早期：中心视力明显下降，其程度因是否累及黄斑中心凹而异。检眼镜下黄斑部有密集、大小不一的玻璃膜疣，以软性为主并相互融合，可见到色素斑和脱色斑，有的色素斑环绕于玻璃膜疣周围呈轮晕状，黄斑中心凹反光暗淡或消失。FFA 检查可见玻璃膜疣及色素脱失处早期显现荧光，其增强、减弱、消失与背景荧光同步。若在背景荧光消失后仍留有强荧光斑，可能是玻璃膜疣着色，抑或是色素上皮层下存在新生血管。两者的区分：前者在整个过程中荧光斑扩大，后者反之。

中期：黄斑部由于新生血管渗漏，形成色素上皮层和(或)神经上皮层浆液或(和)出血性脱离。视力急剧下降。检眼镜下除前述早期改变外，加上范围较为广泛、色泽暗污的圆形或类圆形病灶，并微微隆起，使整个病变区呈灰暗的斑驳状，有的病例还杂有暗红色出血斑。病变进一步发展，在视网膜深层出现黄白色渗出可为均匀一致的斑块状，也可为浓淡不一的簇状斑点。出血严重时，可导致色素上皮下或神经上皮暗红色乃至灰褐色血肿；有时波及神经纤维层而见有火焰状出血；亦可穿透内界膜进入玻璃体，形成玻璃体积血。FFA 早期，病灶区见斑驳状荧光，并迅即出现花边形或车轮状荧光，提示有活跃的新生血管存在。之后，荧光不断扩散增强，大约至静脉期或稍后，整个脱离腔内充满荧光，轮廓比较清楚者为色素上皮脱离；反之则为神经上皮脱离。新生血管破裂严重而形成前述检眼镜下所见的血肿者，出现大片荧光遮蔽。造影后期，此种荧光遮蔽区内有时可出现 1 ~2 个逐渐增强扩大的荧光斑点(称为热点，hot spot)证明视网膜下新生血管的存在。

晚期：渗出和出血逐渐为瘢痕组织所替代，视力进一步损害。眼底检查见略略隆起的团块状或不规则的白色斑块(血肿吸收过程中呈红黄色)。斑块位于视网膜血管下方。在斑块表面或其边缘往往可见出血斑及色素斑。FFA 提示色素增生处荧光遮蔽；如瘢痕边缘或瘢痕间有新生血管及渗出、出血，则有逐渐扩大增强的荧光斑。

光动力疗法(PDT)的原理是采用激光照射使光敏剂发生光化学效应，从而促使脉络膜新生血管(CNV)闭塞，对部分 CNV 患者能稳定视力，延缓视力衰退。但 PDT 治疗对邻近的脉络膜毛细血管和视网膜色素上皮存在一定损伤性，并且局部的血管内皮细胞生长因子(VEGF)表达增加，可导致部分患者 CNV 的再生和血管的再渗漏，复发的患者为求稳定视力往往需要重复治疗减少新生血管的渗漏[1]。但 PDT 治疗存在一些局限：①虽然 PDT 治疗不良反应很小，但是维替泊芬光动力治疗研究显示，有 4.4% 的患者在治疗后 1 周内出现严重的视力丧失；②PDT 治疗不能从根本上终止 CNV 所导致的视力丧失，且治疗后 CNV 复发率高，反复 PDT 治疗造成视网膜色素上皮损害；③PDT 治疗费用昂贵。近来研究表明，PDT 治疗后 1 周内，VEGF 明显上调，原因在于 PDT 治疗的最初阶段之后，氧化或局部缺血引起了 VEGF 的表达[2~5]。目前越来越多的证据表明，VEGF 表达的增加是 CNV 形成的重要原因，导致 CNV 持续存在以及重复多次治疗。雷珠单抗等抗 VEGF 单克隆抗体的出现，给 CNV 的治疗带来了新的希望。VEGF 抑制药通过拮抗作用，抑制新生血管形成、促进 CNV 渗液的吸收。因此抗 VEGF 已成为治疗 CNV 的有效手段之一。雷珠单抗是抗血管内皮生长因子抑制药，主要的作用机制为结合 VEGF 后，阻止血管渗漏和新生血管的形成，从而抑制 CNV 的生成[6]。

玻璃体腔连续注射抗 VEGF 药物治疗可提高患者视力，但存在一定的风险。已有研究证实，联合治疗可明显减少治疗次数和相应并发症的发生[7,8]。但目前有关联合治疗的方案尚未达成共识，针对再次治疗的指征也存在着认识的差异。本病例中对患者行 PDT 联合雷珠单抗玻璃体腔注射治疗，随访的造影结果显示患者 CNV 萎缩，病情稳定，联合治疗的效果明显，患者矫正视力提高。但是随访时间仍需延长，今后还需大样本、多中心、随机、对照研究来进一步明确联合治疗的疗效。

右眼 FFA：视盘充盈良好，早期黄斑中心见 1.5PD × 2PD 弱荧光，周围稍强荧光环绕，病灶内可见多处片状稍强荧光，强荧光周围环绕出血及渗出形成的遮挡样弱荧光带，中晚期病灶区荧光逐渐渗漏。视网膜血管充盈良好，随时间无明显荧光渗漏。ICGA：黄斑中心见 1.5PD × 2PD 脉络膜低灌注，周围稍强荧光环绕，病灶内可见多处异常血管网呈小片状稍强荧光，强荧光周围环绕出血及渗出形成的遮挡样弱荧光带，中晚期病灶区荧光逐渐渗漏。OCT：黄斑区 RPE－脉络膜毛细血管层中断，局限性增厚向上隆起，下方高反射团块，网膜层间囊样液性暗区。

右眼 FFA：视盘充盈良好，早期黄斑中心见 1.5PD × 2PD 弱荧光，周围稍强荧光环绕，病灶内可见多处片状稍强荧光，强荧光周围环绕渗出形成的遮挡样弱荧光带，黄斑鼻上方小片状稍强荧光，中晚期病灶区荧光逐渐渗漏。视网膜血管充盈良好，随时间无明显荧光渗漏。ICGA：黄斑中心见 1.5PD × 2PD 脉络膜低灌注，周围稍强荧光环绕，病灶内可见多处异常血管网，中晚期病灶区小片状荧光逐渐渗漏。OCT：黄斑区 RPE－脉络膜毛细血管层中断，扁平轻度向上隆起，下方高反射团块，网膜层间点状团状高反射信号。

（高　鸽　郑　波）

参考文献

[1] Verteporfin in Photodynamic Therapy Study Group. Verte - porfin therapy for subfoveal choroidal neovascularization inage - related macular degeneration: two - year results of a ran - domized clinical trial including lesions with occult with noclassic choroidal neovascularization verteporfin in photo - dynamic therapy report 2. Am J Ophthalmol, 2001, 131(5): 541 - 560

[2] Klein BE, Klein R, Lee KE, et al. Risk of incident age - re - lated eye diseases in people with an affected sibling: The Beaver Dam Eye Study. Am J Epidemiol, 2001, 154(3): 207 - 211

[3] Friedman E. Update of the vascular model of AMD. Br J Ophthalmol,2004,88(2):161 - 163

[4] Bottoni F, Romano M, Massacesi A, et al. Remodeling of the vascular channels in retinal angiomatous proliferationstreated with intravitreal triamcinolone acetonide and pho - todynamic therapy. Graefes Arch Clin Exp Ophthalmol, 2006, 244(11): 1528 - 1533

[5] Schmidt - Erfurth U, Scholtzer - Schrehard U, Cursiefen C, et al. Influence of photodynamic therapy on expression of vascular endothelial growth factor(VEGF), VEGF receptor 3, and pigment epithelium - derived factor. Invest Ophthalmol Vis Sci, 2003, 44(10): 4473 - 4480

[6] Chen Y, Wiesmann C, Fuh G, et al. Selection and analysis of an optimized anti - VEGF antibody: crstal structure of an affinity - matrured Fab in complex with antigen. J Mol Biol, 1999, 293(4): 865 - 881

[7] CATT ResearchGroup, Martin DF, Maguire MG, et al. Ranibizumab andbevaeizumab for neovascularage - related Maculardegeneration. N Engl J Med, 2011, 364: 1897 - 1908

[8] Kaiser PK, Boyer DS, et al. Registry of Visudyne AMD Therapy Writing Committee. Verteporfin photodynamic therapy combined with intravitreal bevacizumab for neovascularage - related maculardegeneration. Ophthalmology, 2009, 116: 747 - 755

病例 28　Vogt－小柳原田病

一、病例简介

患者，女，33 岁，因“双眼急剧视力下降 2 天”就诊于我院。

现病史：2 天前患者无明显诱因出现双眼视力急剧下降，伴头痛，无恶心、呕吐、颈项强直，无耳鸣、听力下降等不适，无头发变白等，为求治疗患者就诊于我院眼科。

既往史、个人史、家族史均无特殊。

眼科检查：视力：右眼 0.05，左眼 0.12；眼压：右眼 12.5mmHg，左眼 12.8mmHg。双眼角膜透明，Kp（－），前房深，房闪（－），晶状体透明，玻璃体可见炎性细胞。眼底（散瞳后）：视盘边界清，色稍红，视盘周围以及血管弓周围多发泡样视网膜灰白色病灶，黄斑区视网膜放射状皱褶。FFA：动静脉期视盘周围、黄斑区片状弱荧光，中晚期视盘荧光增强，视盘周围以及后极部视网膜泡样脱离区呈多湖状荧光素积存，周围多发针尖样强荧光。ICGA：后极部以及血管弓周围大量小片状弱荧光斑，提示脉络膜层的炎症（病例 28 图 1、病例 28 图 2）。

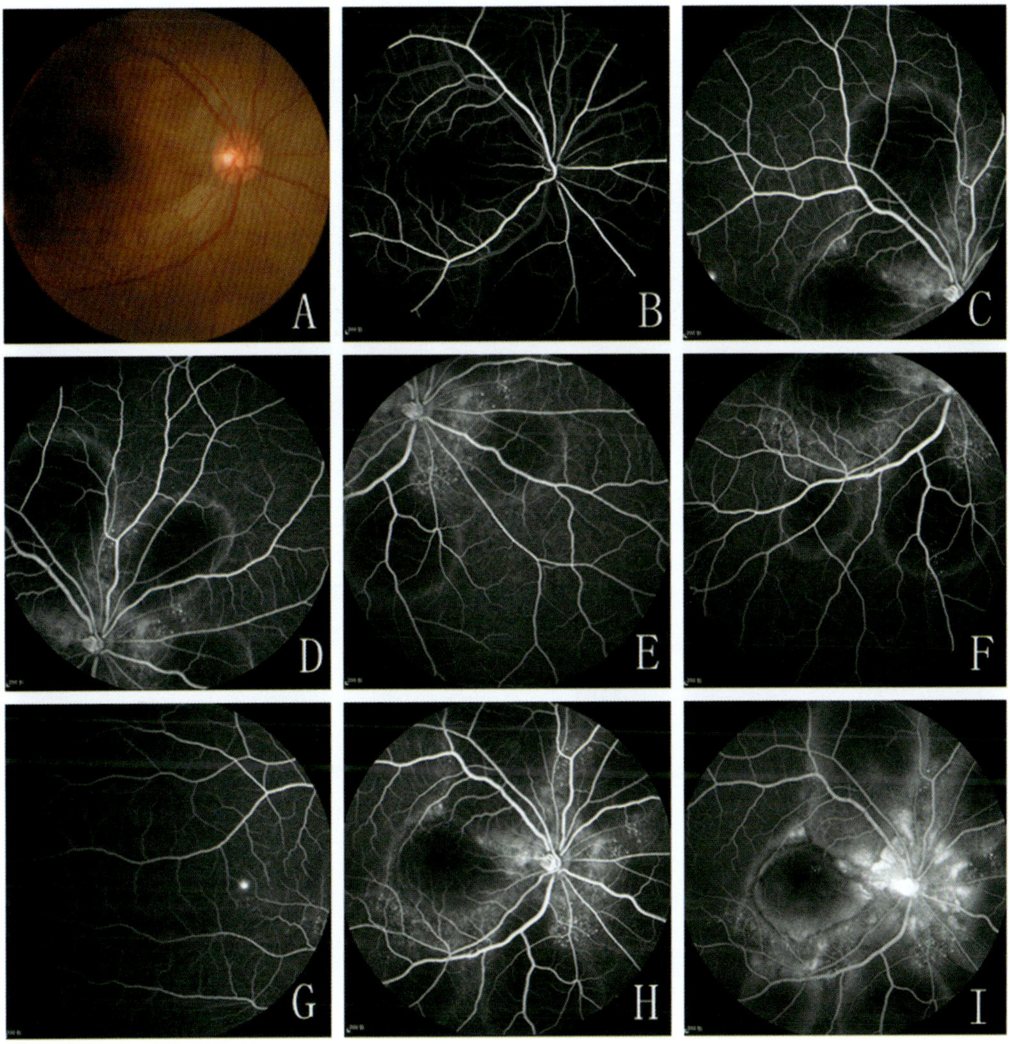

病例 28 图 1　右眼眼底彩色照相以及 FFA 图片

注：A：视盘周围视网膜泡状灰白色病灶；B：FFA 动静脉期，视网膜泡样脱离区呈弱荧光；C～H：FFA 中期，视网膜泡样脱离区呈弱荧光，脱离区周围荧光素积存以及针尖样强荧光；I：FFA 晚期，多湖状荧光素积存，视盘强荧光

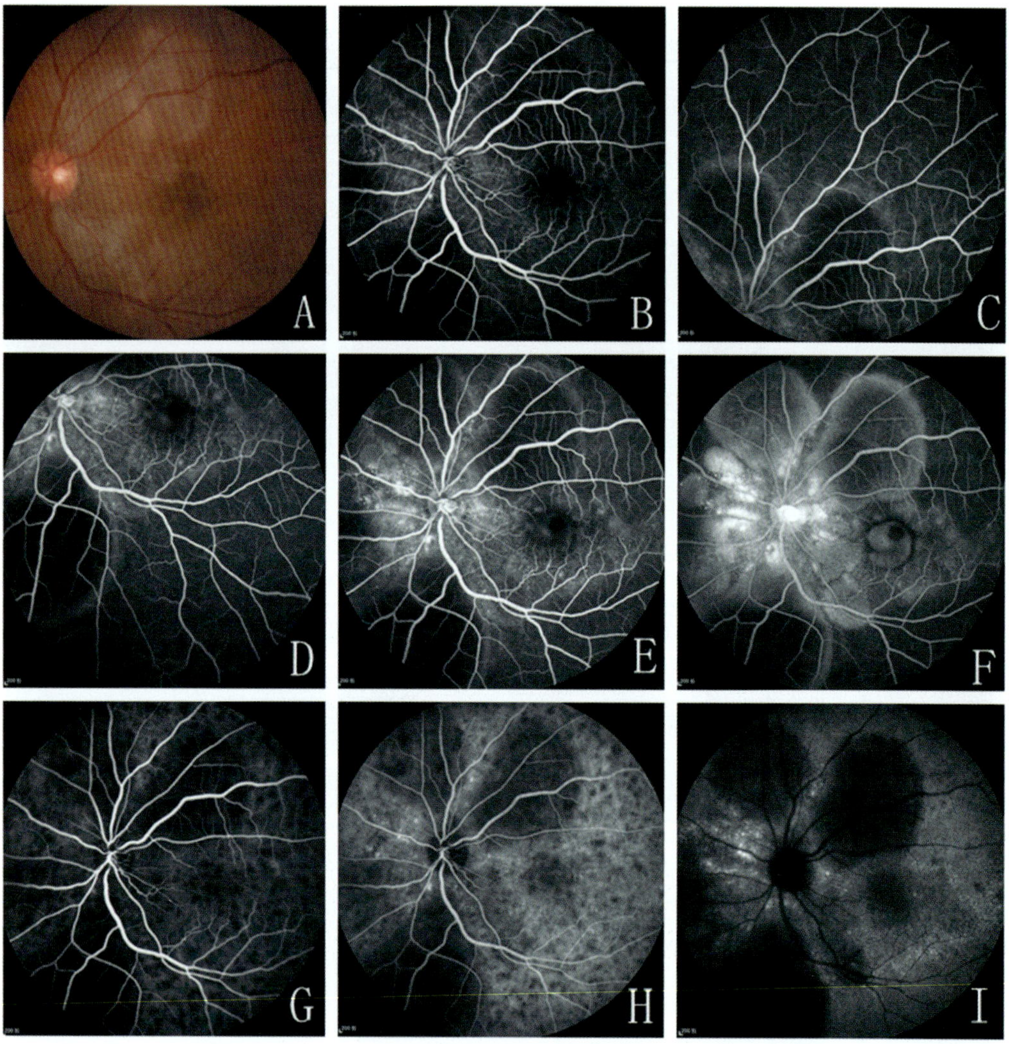

病例 28 图 2　左眼眼底彩色照相、FFA 以及 ICGA 图片

注：A：视盘周围视网膜泡状灰白色病灶、黄斑区视网膜皱褶；B：FFA 动静脉期，视网膜泡样脱离区弱荧光；C ~ E：FFA 中期可见视网膜泡样脱离区弱荧光，脱离区周围荧光素积存及针尖样强荧光点；F：FFA 晚期，多湖状荧光积存，视盘强荧光；G：ICGA 早期，多发弱荧光斑；H：ICGA 中期散在强荧光渗漏点；I：ICGA 晚期，视盘周围强荧光渗漏点仍未退散，视网膜脱离区呈弱荧光

二、诊断

Vogt – 小柳原田病（葡萄膜炎期）。

三、治疗

给予甲基泼尼松龙琥珀酸钠注射液 500mg 静脉滴注，每天 1 次，连续 3 天，同时给予患者补钾、补钙和保护胃黏膜治疗。3 天后患者视力提高：右眼 0.25，左眼 0.3，眼底检查见视网膜灰白色病灶范围缩小。治疗方案改为口服泼尼松片 50mg，每 2 周减 5mg。3 个多月复查时，患者双眼视力已恢复至 1.0，黄斑区少量硬性渗出，继续口服小剂量泼尼松 15mg 1 个月，10mg 1 个月。5 个多月复查时双眼视力 1.2，玻璃体未见炎症细胞，眼底检查：视盘周围及黄斑区灰白色泡样视网膜脱离完全恢复，黄斑区点状硬性渗出。FFA：双眼视盘以及视网膜未见荧光素渗漏。嘱患者激素逐步减量直至停用（病例 28 图 3）。

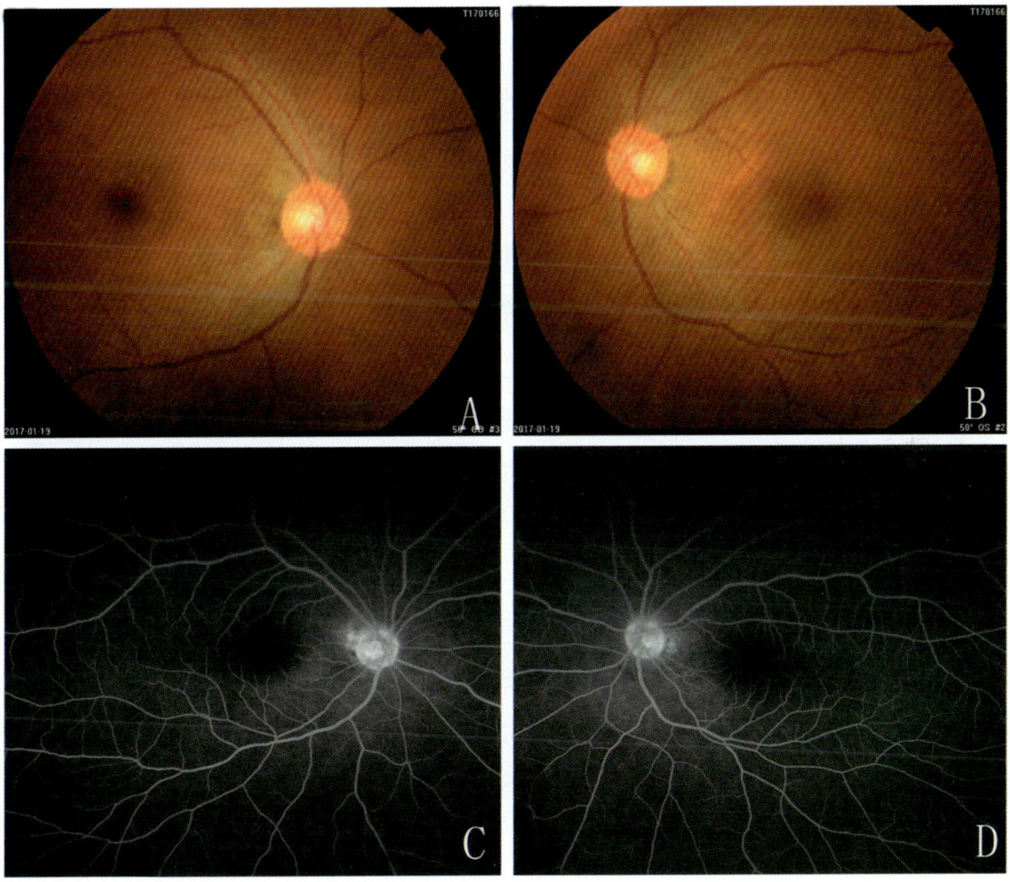

病例 28 图 3　5 个多后患者复查时眼底彩色照相以及 FFA 图片

注：A、B：双眼底黄斑区点状硬性渗出；C、D：双眼 FFA 晚期，未见荧光素渗漏及积存

四、病例分析

Vogt－小柳原田病（Vogt－Koyanagi－Harada disease，VKH）是一种以双眼慢性肉芽肿性全葡萄膜炎为特征的自身免疫性疾病，可累及中枢神经系统、听力及皮肤组织。发病机制至今仍存在争议，但临床和动物实验的证据表明，该病为一种攻击黑色素细胞为主的自身免疫性疾病[1,2]。患者多为青壮年，男女比例相当。有色人种发病率高，如亚洲、美洲等，其中日本为高发区，占所有葡萄膜炎约6.7%[3]，我国亦为高发区之一。

VKH发病快、进展迅速、反复发作、致盲率高。虽然是一种慢性炎症，但是无论从病理还是临床表现，该病都体现了典型的阶段性特征。根据VKH的临床特点，病程可分为前驱期、葡萄膜炎期、恢复期、慢性复发期4个阶段[4]。

前驱期：葡萄膜炎前1～2周，出现头痛、恶心、发热、脑膜刺激征等。

葡萄膜炎期：视力急剧减退，多双眼受累，表现为双眼后葡萄膜炎，眼底检查可见多发泡状视网膜灰白色病灶，视盘水肿、充血以及视盘周围视网膜水肿。FFA显示弥散的点状荧光素渗漏以及多发浆液性视网膜神经上皮脱离。炎症继续进展出现下方渗出性视网膜脱离。

恢复期：常见晚霞样眼底（视网膜色素上皮以及脉络膜脱色素）和Dalen－Fuchs结节（局灶性视网膜色素上皮萎缩，多位于下方及颞侧周边）。

慢性复发期：主要表现为肉芽肿性前葡萄膜炎，可见羊脂状Kp、房水闪辉、Koeppe结节、虹膜后粘连等，可出现并发性白内障、继发性青光眼等，还可出现视网膜下纤维增生膜。

对于VKH患者，早期给予大剂量糖皮质激素治疗，预后良好。应遵循早期大剂量、缓慢减量、长期维持的总原则。在疾病初期及时给予糖皮质激素大剂量冲击治疗，争取早期抑制住破坏性的免疫反应，“抢救”更多残存的色素细胞，以减轻病变的严重程度，减少晚霞状眼底的发生。初始剂量国外建议使用500～1000mg甲基泼尼松龙注射液静脉滴注，而杨培增等[5]则提出剂量1.0～1.2mg/d的甲泼尼龙口服。炎症控制后剂量递减，大部分对激素反应良好，但易复发，因此治疗需要维持足够的时间，一般需维持治疗8个月，甚至1年以上。

VKH复发以前葡萄膜炎表现居多，复发的可能风险因素包括发病初期视力差、前房炎性反应重、脉络膜皱褶、全身糖皮质激素用药减量过快或疗程不足等[6]。足疗程的糖皮质激素用药是治疗 VKH 复发的有效控制策略，而免疫抑制药和生物制剂在治疗 VKH 慢性复发和难治性 VKH 方面具有重要作用。

本病需与多发性中心性浆液性脉络膜视网膜病变鉴别，两者表现有时极为相似，但治疗截然相反，激素可使后者病情急剧恶化，甚至出现大泡性视网膜脱离[7]。VKH 玻璃体内可见炎性细胞，FFA 视盘强荧光，多发针尖样荧光素渗漏，多湖状荧光素积存，ICGA 多发脉络膜炎症表现，脉络膜皱褶等特征均可帮助诊断。此外交感性眼炎的临床表现与原田病可完全相同，病史成为鉴别的关键。

本例患者急性起病，视力下降，有头痛症状，眼前节无炎症反应，主要表现为后葡萄膜炎，眼底出现 VKH 典型的多发泡状视网膜神经上皮脱离，及时就诊于我院，明确诊断后给予糖皮质激素冲击治疗，然后改为泼尼松口服，逐渐减量，并维持足够疗程，治疗效果良好。因此，掌握 VKH 的临床特征，早期正确诊断，及时给予有效的治疗，绝大多数患者可以恢复良好的视力，避免漏诊或延误治疗导致患者病情反复发作和视力损害。

（姜 媛 郑 波）

参考文献

[1] Yang P, Ren Y, Li B, et al. Clinical characteristics of Vogt－Koyanagi－Harada syndrome in Chinese patients. Ophthalmology, 2007, 114：606－614

[2] Li F, Yang P, Liu X, et al. Upregulation of interleukin 21 and promotion of interleukin 17 production in chronic or recurrent Vogt－Koyanagi－Harada disease. Arch Ophthalmol, 2010, 1449－1454

[3] Goto H, Mochizuki M, Yamaki S, et al. Epidemiological survey of intraocular inflammation in Japan. Jpn J Ophthalmol, 2007, 51：41－44

[4] 张承芬．眼底病学(第 2 版)．北京：人民卫生出版社，2010，567－570

[5] 杨培增．葡萄膜炎诊断与治疗．北京：人民卫生出版社，2009，667－776

[6] 贾珊珊，赵潺，刘新书，等. Vogt－小柳原田病复发的临床特征与风险及治疗进展. 中华眼科杂志，2017，53(4)：317－320

[7] 裴锦云，郑曰忠. Vogt－小柳原田病诊治分析. 中国实用眼科杂志，2015，33(9)：1013－1017

病例 29　巨大裂孔性视网膜脱离

一、病例简介

患者，男，32 岁，因“右眼视力下降伴鼻侧固定黑影遮挡 5 天”就诊。

现病史：患者 5 天前无明显诱因出现右眼视力下降，伴鼻下方黑影遮挡，黑影迅速扩大，未受外伤，为求诊断和治疗就诊于我院。

既往史：双眼高度近视 23 年，11 年前在西京医院行“双眼角膜屈光手术”。个人史、家族史无特殊。

眼部检查：视力：右眼 0.06（矫正不提高），左眼 0.3（矫正不提高），眼压：右眼 8.3mmHg，左眼 17.2mmHg。右眼结膜无充血，角膜透明，前房深，瞳孔圆，直径 3mm，对光反射灵敏，晶状体无明显混浊，玻璃体可见较多色素颗粒，眼底视盘边界清，色淡红，5：00～3：00 位视网膜脱离，累及黄斑，5：00～11：00 位周边视网膜裂孔形成，孔缘翻转，2：00 位周边视网膜可见大小约 1.5PD 马蹄形裂孔（病例 29 图 1）；左眼结膜无充血，角膜透明，前房深，瞳孔圆，直径 3mm，对光反射灵敏，晶状体无明显混浊，玻璃体部分液化，眼底视盘边界清，色淡红，视网膜平伏，呈豹纹状眼底改变，10：30～3：00 位赤道部视网膜格子样变性区。

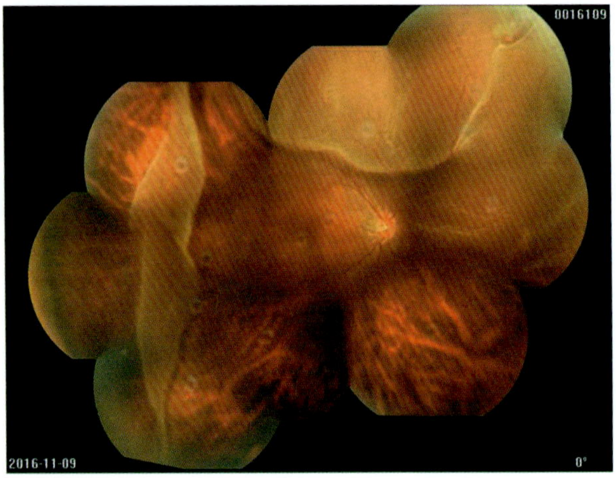

病例 29 图 1　视网膜检查

注：5：00～11：00 位视网膜裂孔形成，孔缘翻转，2：00 位周边视网膜约 1.5PD 大小马蹄形裂孔

二、诊断

1. 右眼巨大裂孔性视网膜脱离。
2. 左眼视网膜变性。
3. 双眼角膜屈光手术后。

三、治疗

右眼：在神经阻滞麻醉下行玻璃体切割＋视网膜激光光凝＋重水/硅油置换术，术后视网膜复位，5：00～11：00 位视网膜裂孔后缘可见激光斑（病例 29 图 2）。术后 2 周复诊，视力恢复至 0.4。术后 3 个月，在神经阻滞麻醉下行右眼硅油取出术，术后 1 周内患者眼压波动于 6～7mmHg，1 周后眼压恢复正常，硅油取出术后 1 个月复查，眼底视网膜平伏，视力为 0.4。

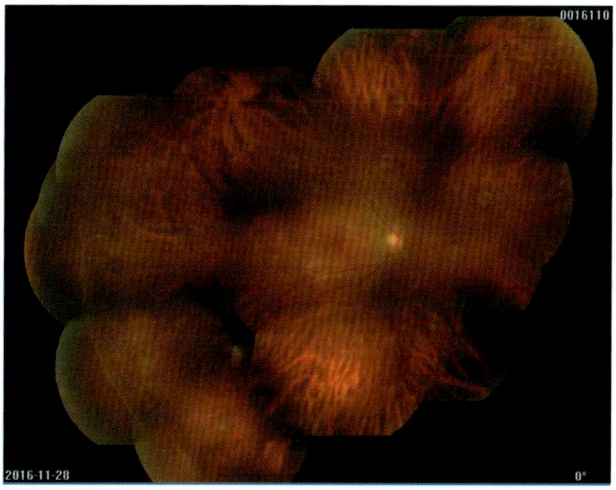

病例 29 图 2　术后视网膜复

注：术后 2 周，视网膜复位，裂孔边缘可见激光斑。左眼：视网膜激光光凝，变性区激光封闭 3 排

四、病例分析

巨大裂孔性视网膜脱离是一种复杂性视网膜脱离，多见于高度近视、眼外伤及玻璃体切割术后，双眼发病率高[1~3]。巨大视网膜裂孔通常是周边部视网膜，沿着玻璃体基底部后缘撕裂而形成的裂孔，是由玻璃体凝胶萎缩和收缩对玻璃体基底部牵拉所致[4]。该患者右眼已经发生巨大裂孔性视网膜脱离，左眼经三面镜检查后，视网膜存在格子样变性区，为了降低左眼发生视网膜脱离的风险，给予左眼视网膜激光光凝术（激光斑呈环形覆盖变性区，为三排，波长绿光，曝光时间 0. 15 秒，光斑直径 300μm，能量 0. 2W，共 111 点）。

巨大裂孔性视网膜脱离由于裂孔巨大，伴有孔缘翻转，外路手术难以成功，首选玻璃体切割术。重水的应用改善了该类患者的预后。手术中的要点包括尽可能将翻转的视网膜巨大裂孔边缘摊平、回位，制作脉络膜视网膜粘连，封闭裂孔[4]。

该例患者除 180°巨大裂孔外，还存在玻璃体视网膜牵拉造成的马蹄形裂孔，因此选择了内路手术（玻璃体手术）。手术中，行中轴部玻璃体切割后，曲安奈德染色提示已经发生玻璃体后脱离，重水辅助视网膜复位，视网膜裂孔周围激光（共 569 点）后行重水/硅油置换，向玻璃体腔注入硅油 9ml。

手术中应注意以下几点：①在视网膜激光光凝前，需要检查重水是否已经覆盖裂孔的后缘;②视网膜激光光凝必须360°包绕裂孔,在裂孔周围行3~5排激光斑(特别靠前的裂孔前缘可以选择冷冻),部分患者可能裂孔前缘已经达锯齿缘,这时应当强调裂孔两端的视网膜激光光凝范围必须到锯齿缘;③重水/硅油置换时:需先行部分气液交换,部分的含义为仅将重水前的平衡盐溶液置换为气体,然后行重水/硅油置换;④术后必须向患者交代严格保持体位(体位要求为将裂孔至于高位)。

巨大裂孔性视网膜脱离虽属复杂性视网膜脱离,但是由于患者一般起病较急,同时由于裂孔巨大,孔缘翻转,合并黄斑部视网膜脱离的患者并不多见,细致的玻璃体手术,精准的激光封闭裂孔多能让患者恢复较好的视力。由于较高的双眼发病率,对侧眼仔细检查以及视网膜变性区给予及时的激光封闭,对于预防对侧眼的发病具有重要意义。

(邵　娟　毕春潮)

参考文献

[1] Kumar V, Kumawat D, Bhari A, et al. Twenty - five - gauge pars plana vitrectomy in complex retinal detachments associated with giant retinal tear. Retina, 2017, 22

[2] Dabour SA. The outcome of surgical management for giant retinal tear more than 180°. BMC Ophthalmol, 2014, 14: 86

[3] Mcleod D. Giant retinal tears after central vitrectomy. Br J Ophthalmol, 1985, 69: 96

[4] 张承芬. 眼底病学(第2版). 北京: 人民卫生出版社, 2014, 490

病例30　糖尿病性视网膜病变

一、病例简介

患者，男，39岁，因“双眼视力下降5个月”就诊。

现病史：患者5个月前血糖波动较大，出现双眼视力下降，视物模糊，一直未予重视，1周前就诊于我院眼科门诊，检查发现右眼视网膜广泛纤维血管膜形成，建议手术治疗。

既往史：2型糖尿病5年，阿卡波糖50mg，三餐时嚼服；格列美脲6mg，午餐前30分钟口服。屈光不正20年。

眼部检查：视力右眼0.02，矫正0.04，左眼0.15，矫正0.4，眼压：右13.4mmHg，左16.6mmHg。右眼结膜无充血，角膜透明，前房深，瞳孔圆，3mm，对光反射灵敏，晶状体混浊C3N1P1，眼底视盘边界清色淡红，视盘新生血管，视盘及视盘上方可见广泛视网膜前纤维血管膜形成，伴局限牵拉性视网膜浅脱离（病例30图1）。左眼结膜无充血，角膜透明，前房深，瞳孔圆，3mm，对光反射灵敏，晶状体混浊C3N1P1，眼底视盘边界清色淡红，后极部至赤道部视网膜可见大量微血管瘤，局部可见棉絮斑。入院查糖化血红蛋白7.5%。

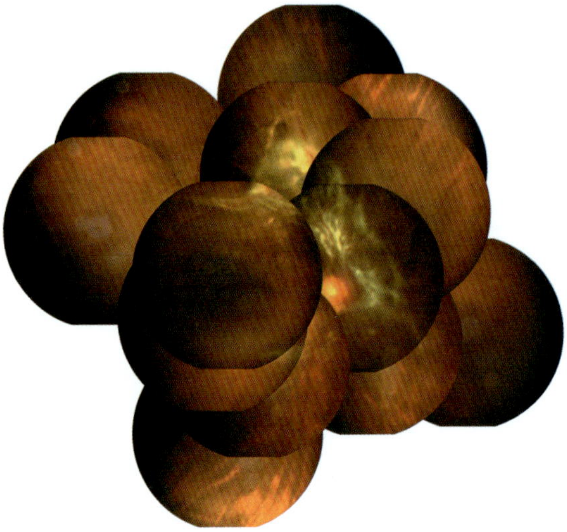

病例 30 图 1　右眼眼底彩色图片

注：视盘及视盘上方大面视网膜前纤维血管膜形成，伴局限牵拉性视网膜浅脱离

二、诊断

1. 糖尿病性视网膜病变（右眼增生期 左眼重度非增生期）。
2. 代谢性白内障（双眼）。
3. 屈光不正（双眼）。
4. 2 型糖尿病。

三、治疗

围术期请内分泌科会诊后给予胰岛素泵控制血糖。右眼：在神经阻滞麻醉下行白内障超声乳化 + 人工晶体植入 + 玻璃体切割 + 视网膜前膜剥离 + 全视网膜激光光凝 + 注硅油术。术后视网膜平伏，后极部可见视网膜片状出血，全周视网膜散在激光光凝斑（病例 30 图 2），术后 1 个月复诊时视力恢复至 0.2。左眼：全视网膜激光光凝（3 次完成）。

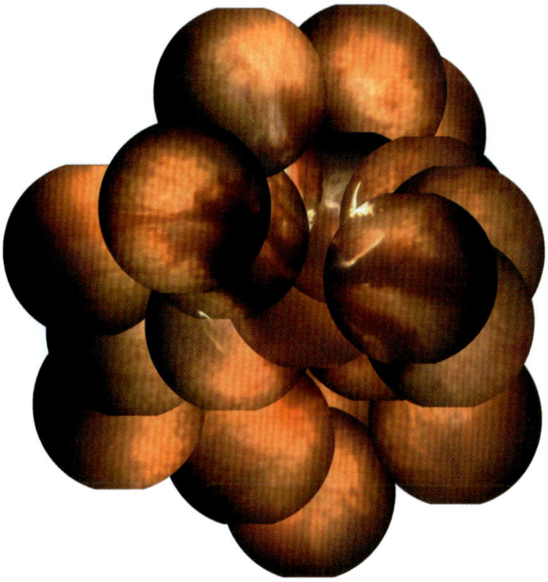

病例 30 图 2 右眼眼底彩色图片

注：视网膜复位，视盘周围视网膜可见少量视网膜前渗血

四、病例分析

糖尿病视网膜病变（diabetic retinopathy，DR）是工作年龄人群第一位的致盲性疾病[1]。随着我国国民经济快速增长和人们生活方式的改变，糖尿病患者迅速增加，2010 年发表的数据表明，我国 20 岁以上糖尿病患者已超过 9200 万，是全球糖尿病患者人口最多的国家[2]。糖尿病患者的寿命不断延长，DR 患病率相对增加。

DR 是糖代谢异常造成的眼部严重并发症，是一种影响视力甚至致盲的慢性进行性疾病。DR 新的分期标准（延续我国 1985 年中华医学会眼科学分会眼底病学组的分期方法，在内容中与国际分类相衔接）如下：NPDR 分为：①Ⅰ期（轻度非增生期）：仅有毛细血管瘤样膨出改变（对应 1985 年分期Ⅰ期）；②Ⅱ期（中度非增生期）于轻度到重度之间的视网膜病变，可合并视网膜出血、硬性渗出和（或）棉絮斑；③Ⅲ期（重度非增生期）每象限视网膜内出血≥20 个出血点，或者至少 2 个象限已有明确的静脉串珠样改变，或者至少 1 个象限视网膜内微血管异常，无明显特征增生性糖尿病视网膜病变（PDR）。PDR 分为：①Ⅳ期（增生早期）：出现视网膜新生血管（NVE）或视盘新生血管

(NVD)，当 NVD≥1/4～1/3 视盘直径或 NVE＞1/2DA，或伴有视网膜前出血或玻璃体出血时称“高危增生型”(对应 1985 年分期Ⅳ期)；②Ⅴ期(纤维增生期)：出现纤维膜，可伴视网膜前出血或玻璃体出血(对应 1985 年分期Ⅴ期)；③Ⅵ(增生晚期)：牵拉性视网膜脱离，合并纤维膜，可合并或不合并玻璃体积血，也包括虹膜和房角的新生血管(对应 1985 年分期Ⅵ期)。增生性 DR 分为两种类型，一种以视网膜新生血管为主，也称红色花边型 PDR(florid PDR)；另一种以纤维血管膜或纤维膜为主，也称胶质增生型 PDR(gliotic PDR)，我国原糖尿病视网膜病变指南的Ⅳ期和Ⅴ期对应的是这两种类型。糖尿病黄斑水肿分型采用国际分类。

糖尿病视网膜病变的治疗包括光凝治疗、抗 VEGF 治疗和玻璃体手术治疗。对于非增生期 DR：根据视网膜病变的程度以及是否合并黄斑水肿决策是否选行激光治疗。激光治疗 DR 是目前世界公认治疗的有效措施，安全有效，可阻止病变进展，阻止视力的进一步损害，减少失明的可能性[3]。对于未合并黄斑水肿的 DR 不建议行全视网膜光凝治疗(PRP)。PRP 只在发生重度 NPDR 或 PDR 时再进行，可改善其自然病程，明显降低视力丧失比例，可降低 60%，目的为促使已有的新生血管退缩，预防以后再生新的新生血管。PRP 的激光强度应使病灶出现轻度灰白色，通过 2～4 次激光完成，点阵激光可一次完成。激光范围鼻侧距离视盘≥500μm 完成，颞侧距离黄斑中心≥3000μm，上下不超过颞侧血管弓 1～3 个光斑直径。

DR 的玻璃体手术：增生期进展性 DR 的玻璃体手术的适应证[4]：①玻璃体积血长期(3～4 周)不吸收，尤其是既往未行视网膜激光光凝者；②黄斑前有浓厚的玻璃体积血，伴有膜牵拉的黄斑水肿，黄斑区有牵拉性视网膜脱离或牵拉性视网膜脱离威胁到黄斑；③出现合并裂孔的牵拉性视网膜脱离，单纯鼻侧局限性牵拉性视网膜脱离而黄斑未明显受损者可继续观察；④严重进行性纤维血管膜增生，玻璃体积血合并早期虹膜新生血管，或玻璃体积血合并早期虹膜红变。

本例患者荧光素眼底血管造影显示左眼大片毛细血管无灌注区同时伴有弥散性黄斑水肿，故给予行 PRP 治疗。该患者就诊时右眼已经发生严重的视网膜前增生，同时伴有牵拉性视网膜脱离，我们采取了玻璃体手术治疗。手术中我们采用分而食之的原则，把大片的视网膜前增生膜蚕食，手术中对于残留的视网膜前膜的残根，可以不强行去除，剥膜的重点是避免医源性裂孔的形成，完全松解增生膜对视网膜的牵拉，同时在术中尽可能的完成 PRP。该例患者视网膜前膜清除彻底，同时给予 PRP 共 953 点。对于何时选择前后联合手术的问题，尚有争议，目前大部分学者认为，对于大于 50 岁同时存在晶状体混浊的患者，建议一并摘除晶状体。人工晶体植入的时机，也是仁者见仁智者见智，在摘除晶体后立即植入，或者在玻璃体手术完成后，在气液交换前完成也是可以的。但是 DR 玻璃体手术对术者的手术技巧要求较高，包括视网膜前膜的完全剥离，视网膜激光的完成，精准的电凝止血，无红光反射时完成白内障手术，同时手术时间应尽量缩短，以避免长时间手术造成的角膜水肿对继续手术的影响。

（邵　娟　毕春潮）

参考文献

[1] Klein BE. Overview of epidemiologic studies of diabetic retinopathy. Ophthalmic Epidemiol, 2007, 14(4): 179 - 183

[2] Yang W, Lu J, Weng J, et al. Prevalence of diabetes among men and women in China. N Engi J Med, 2010, 362: 1090 - 1101

[3] 齐慧君，黎晓新．不同分期糖尿病视网膜病变激光治疗预后分析．中国实用眼科杂志，2004，22(10)：801 - 803

[4] 郑志．糖尿病视网膜病变临床防治：进展、挑战与展望．中华眼底病杂志，2012，28(3)：209 - 214

病例 31　视网膜静脉周围炎牵拉性视网膜脱离

一、病例简介

患者，男，23 岁，因“右眼视力下降 2 天”就诊。

现病史：2 天前患者无明显诱因出现右眼视力下降，上方黑影遮挡，无眼红、眼痛，就诊于我院眼科门诊。

既往史：屈光不正病史 5 年，未戴镜治疗。

眼部检查：视力：右眼 0.02，矫正无提高，左眼 0.12，矫正 1.0。眼压：右眼 9.8mmHg，左眼 12.2mmHg。双眼前节未见明显异常。右眼玻璃体内可见棕色色素颗粒，眼底视盘界清色淡红，下方视网膜青灰色、近圆形隆起，累及黄斑区，视盘下方至下方视网膜可见 Y 形视网膜前增生膜，膜内可见血管，膜下见数个视网膜撕裂孔，黄斑下方视网膜下膜，颞下视网膜血管部分白线状（病例 31 图 1）。左眼视盘界清色淡红，A∶V = 2/3，视网膜平伏，黄斑中心凹反光欠清，颞侧周边部分网膜血管迂曲。OCT 检查提示右眼黄斑区神经上皮脱离（病例 31 图 2）。眼部 B 超提示右眼视网膜脱离（病例 31 图 3）。FFA 检查提示双眼视网膜血管部分远端闭塞伴侧支循环形成以及新生血管荧光素渗漏（病例 31 图 4、病例 31 图 5）。

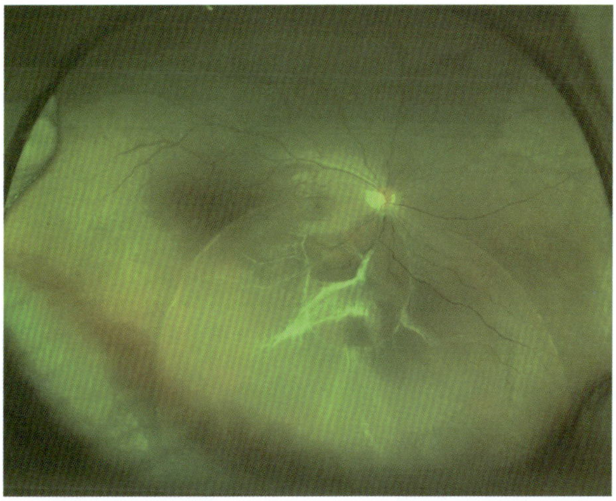

病例 31 图 1　右眼底照片

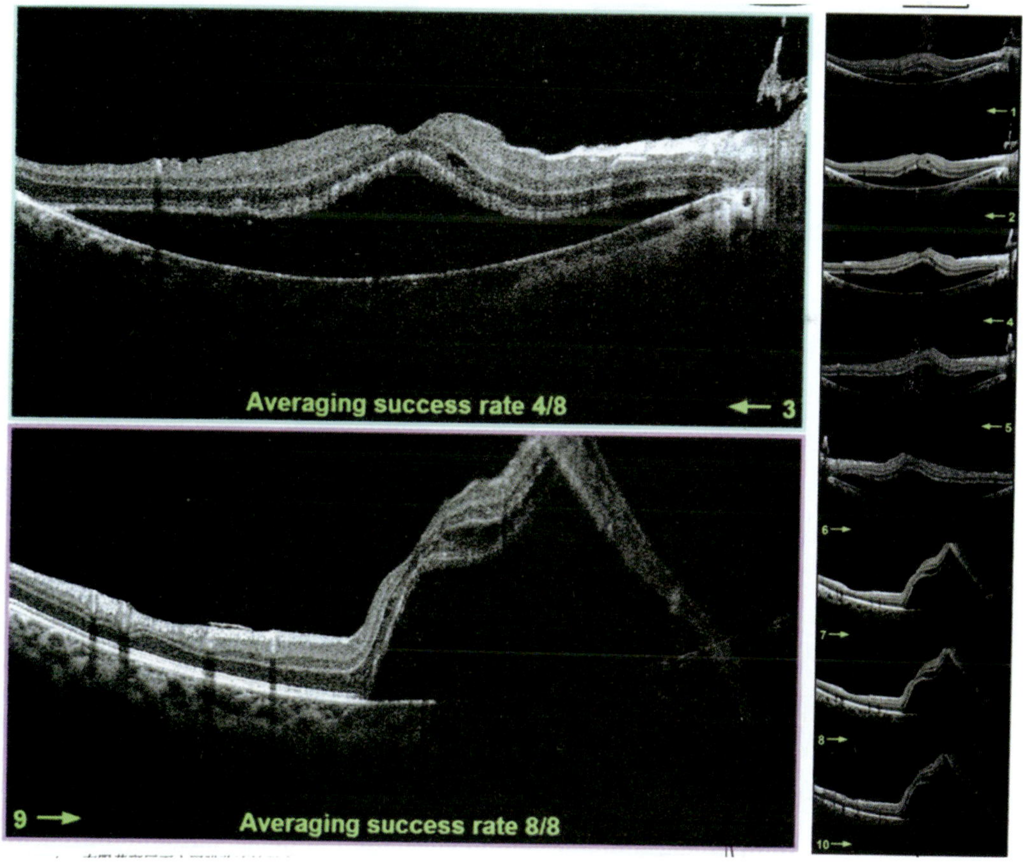

病例 31 图 2　右眼黄斑 OCT

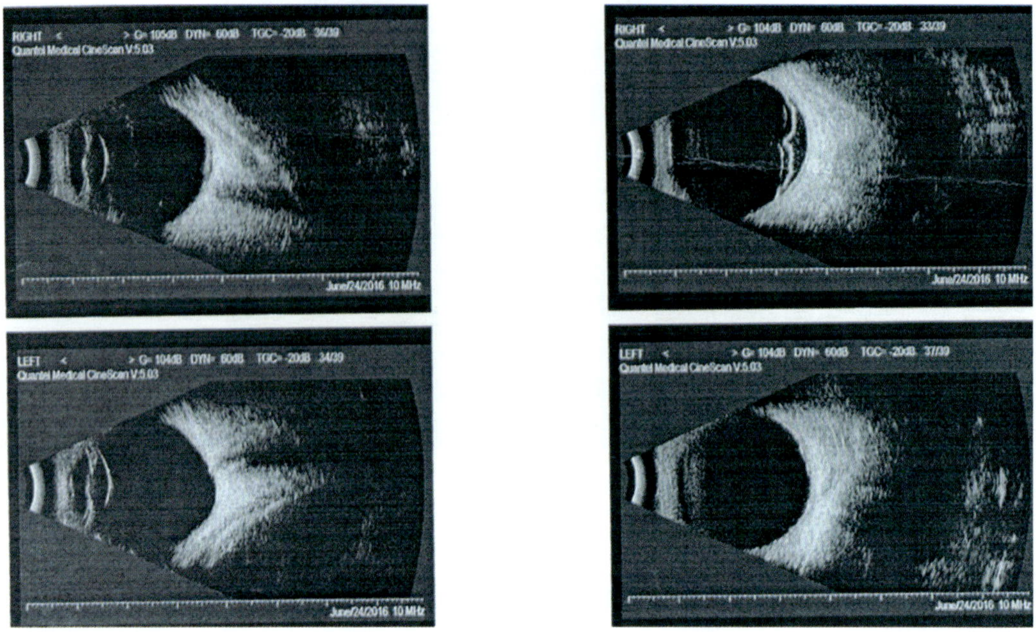

病例 31 图 3　眼部 B 超提示右眼视网膜脱离

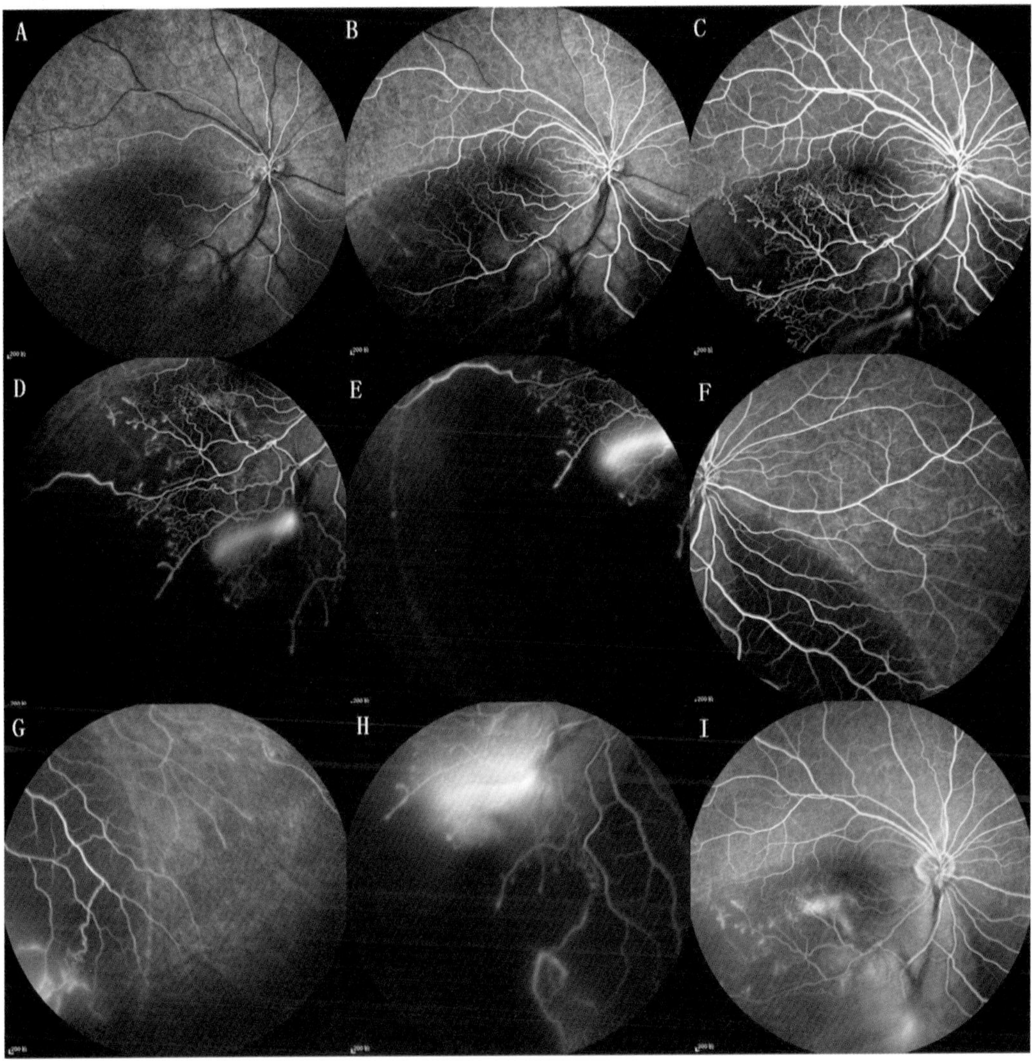

病例 31 图 4　右眼底 FFA

注：A：黄斑下方及视网膜血管鼻下支区域脉络膜背景荧光低；B、C：视网膜下方黄斑静脉分支小血管及毛细血管扩张，可见微血管瘤；D、E：视网膜颞下支静脉远端闭塞，侧支循环形成，新生血管荧光素渗漏；F：视网膜血管鼻下支区域脉络膜背景荧光低；G：视网膜鼻下支静脉远端迂曲，有侧支循环形成，管壁荧光素着染；H：视网膜下方静脉远端闭塞，侧支循环形成，新生血管荧光素渗漏；I：晚期可见视网膜下方黄斑静脉末端瘤样扩张，侧支循环形成，新生血管荧光素渗漏

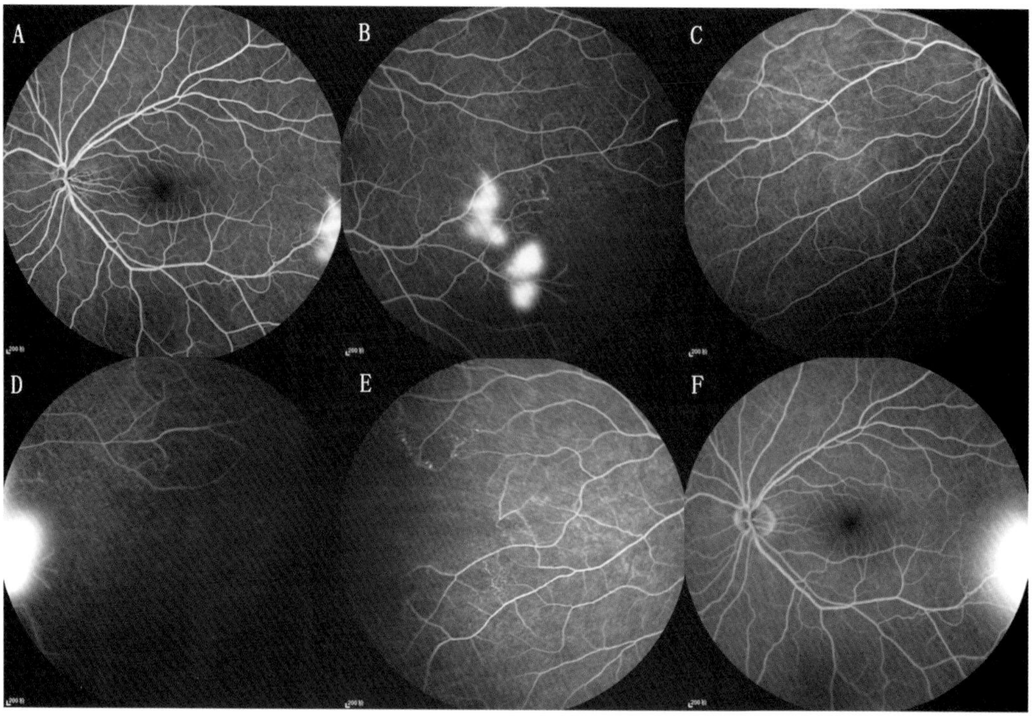

病例 31 图 5　左眼底 FFA

注：A、B、D、F：视网膜静脉颞下支远端闭塞，可见微血管瘤，新生血管荧光素渗漏；C：视网膜静脉鼻下支远端侧支循环形成，可见血管瘤

二、诊断

1. 双眼视网膜静脉周围炎。
2. 右眼视网膜脱离。
3. 右眼增生性玻璃体视网膜病变。
4. 双眼屈光不正。

三、治疗

入院后完善胸片以及结核菌素试验，结果均为阴性。排除手术禁忌证后，在局部麻醉下行右眼玻璃体切除、剥膜、光凝、注硅油术（23G）。术后第 3 天：视力 0.04，眼压：右眼 7.0mmHg，角膜透明，前房深，晶状体透明，玻璃体腔硅油充填，视盘界清色淡红，视网膜平伏，散在激光光凝斑（病例 31 图 6）。

左眼在表面麻醉下行周边视网膜激光光凝术，颞侧周边视网膜散在激光光凝斑（病例 31 图 7）。

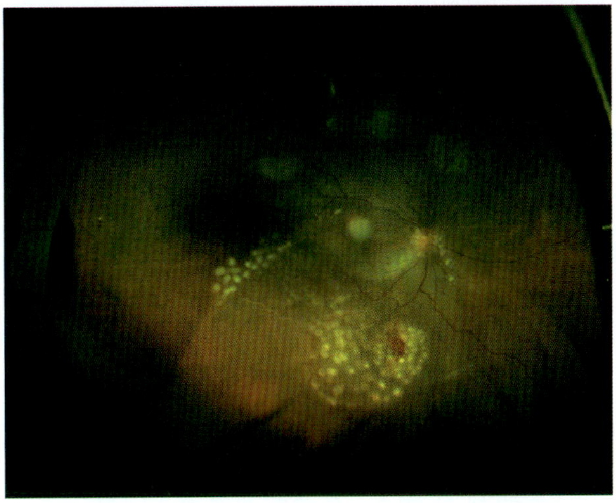

病例 31 图 6　右眼术后第 3 天眼底图像

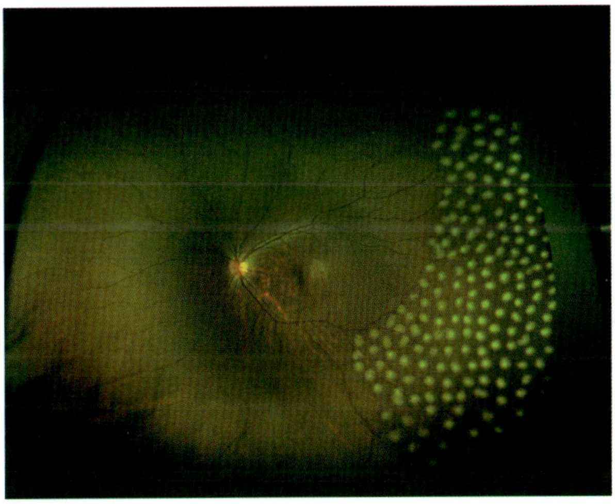

病例 31 图 7　左眼视网膜光凝治疗术后眼底像

右眼术后 5 个月，视力 0.1，眼压 14.0mmHg，角膜透明，晶状体透明，玻璃体腔硅油充填，可见乳化小滴，视网膜平伏，散在陈旧性激光光凝斑(病例 31 图 8)。在局部麻醉下行右眼硅油取出术，术后第 1 天，视力 0.2，眼压 12.0mmHg。角膜透明，晶状体透明，视盘界清色淡红，视网膜平伏，散在激光光凝斑。

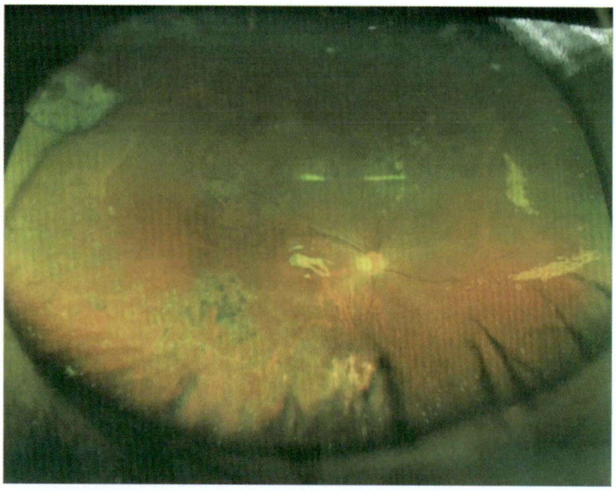

病例 31 图 8　右眼硅油充填 5 个月

四、病例分析

视网膜静脉周围炎，又名 Eales 病，是导致青年人视力丧失的重要视网膜血管病。目前病因尚不明确，部分患者结核菌素皮肤试验阳性[1]。

该病为特发性视网膜周边血管阻塞性病变，可累及小动静脉。视网膜周边部血管白鞘，广泛周边部无灌注区以及新生血管形成。新生血管位于周边部视网膜或视盘上，可引起反复玻璃体积血，产生增生性玻璃体视网膜病变，终致牵拉性视网膜脱离而失明。常双眼患病，但两眼病变的发病时间和严重程度可不一致。临床上常表现为反复发生的玻璃体积血导致患者视物模糊和眼前漂浮物。

FFA 显示脉络膜充盈迟缓，臂 - 视网膜循环时间延长，视网膜循环时间延长，受累静脉管壁渗漏，毛细血管扩张或微血管瘤形成，黄斑受累者可出现荧光素渗漏或花瓣状荧光素积存，晚期病例视网膜周边部无灌注区和新生血管形成，可见大量荧光素渗漏。

周必业等提出了适合我国 Eales 病特点的临床分期标准(病例 31 表 1)，对临床治疗有很强的指导意义[2, 3]。

病例 31 表 1　适合我国 Eales 病特点的临床分期标准

分期	眼科特点	构成比
Ⅰ期（炎症期）	小或大静脉的血管周围炎和/或视网膜浅层出血	14.3%
Ⅱ期（缺血期）	周边毛细血管无灌注、视盘和/或视网膜新生血管	19.8%
Ⅲ期（增殖期）	纤维血管增生、玻璃体积血	34.1%
Ⅳ期（并发症期）	视网膜脱离，黄斑前膜，新生血管性青光眼，并发性白内障	31.8%

对于该病的治疗首先是病因治疗。积极查明病因，及时治疗。如有活动性或陈旧性结核病灶，或对结核菌素试验呈阳性反应者，应给予规范的抗结核治疗。

药物治疗：新鲜出血发生时患者应高枕安卧，口服云南白药、维生素 C、芦丁、卵磷脂络合碘等药物。Eales 病处于活动性血管周围炎期，病变累及两个象限时应全身应用激素。当病变累及一个象限应球周注射激素。当全身应用激素无反应或产生不能接受的不良反应时，可用免疫抑制药，如环孢霉素或咪唑嘌呤。

激光治疗是 Eales 病治疗中一种重要的治疗方法。激光光凝可使视网膜与脉络膜形成瘢痕，减少视网膜耗氧，加速视网膜出血、渗出、水肿的吸收。防止视网膜无灌注区及新生血管的出现，阻止玻璃体积血等并发症的出现。但视网膜光凝后新生血管退变进一步收缩致神经胶质增生也可引起一系列并发症：如视网膜前膜形成、视网膜脱离[4]。

激光治疗方法：于异常血管周围行扇形光凝光斑覆盖无灌注区，治疗时以出现Ⅲ级灰白光斑反应为度。避开新生血管及纤维增生膜，以防玻璃体新出血及纤维增生膜收缩牵拉视网膜脱离。1 个月后复查，若发现新的异常血管或原新生血管未消退，局部补充激光治疗，并定期随诊。

玻璃体切割术：对于经药物治疗，中心视力仍模糊，玻璃体积血仍无法完全吸收的患者，主张行玻璃体切割术。对于发生难以吸收的玻璃体积血、PVR 或合并牵拉性视网膜脱离者，及早行玻璃体切割手术，去除积血及纤维增生膜，解除对视网膜的牵拉，术中术后补充激光治疗，使病情得以控制。

近年来，有报道玻璃体腔注射曲安奈德可有效控制视网膜炎症，但高眼压和促进白内障发展等并发症限制了其临床应用[5]。玻璃体腔注射抗 VEGF

药物显示了消退新生血管的效果，每4周1次连续注射可促进浓厚的玻璃体积血吸收并降低玻璃体切除手术率[6]。

本例患者就诊时，医生发现其视网膜脱离，结合其视网膜表面存在增生膜牵拉及裂孔，考虑为视网膜血管疾病，通过FFA确诊为双眼视网膜静脉周围炎。

Eales病早期发现、早期治疗非常重要。该患者在本次发作前未发现视力下降，可能与其双眼屈光不正未戴镜矫正有关。因患者就诊较晚，视网膜脱离时间长，故手术治疗后视力恢复欠佳。本病多为双眼发病，当患者一眼有症状发现Eales病时，应常规对另侧无症状眼行详细检查，以达到早发现早治疗的目的。

（王玉倩　屈超义）

参考文献

[1] 赵堪兴，杨培增．眼科学(第8版)．北京：人民卫生出版社，2014，215－216

[2] 周必业，魏世辉．关于适合我国Eales病特点的临床分期标准的研究．中国实用眼科杂志，2007，25(10)：1078－1080

[3] 周必业，魏世辉．基于2007版国内Eales病分期标准下Eales病预后分析．中国实用眼科杂志，2015，33(12)：1337－1340

[4] 钱彤，黎晓新．视网膜静脉周围炎的激光治疗．中国实用眼科杂志，2007，25(7)：784－785

[5] Biswas J, Ravi RK, Naryanasamy A, et al. Eales' disease－current concepts indiagnosis and management. Journal of Opthalmic Inflammation andInfection, 2013, 3：11

[6] Chanana B, Azad RV, Patwardhan S. Role of intravitreal bevacizumab in the management of Eales' disease. Int Ophthalmol, 2010, 30：57－61